Doreen Cölle

Geriatrie-Biografiearbeit in der Ergotherapie

Handbuch für die Praxis

Doreen Cölle

Geriatrie-Biografiearbeit in der Ergotherapie

Handbuch für die Praxis

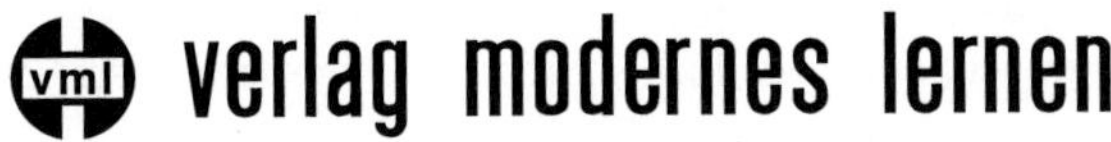

Unser Buchprogramm im Internet
www.verlag-modernes-lernen.de

Veröffentlicht in der Edition:
verlag modernes lernen • Schleefstraße 14 • D-44287 Dortmund

Gesamtherstellung: Löer Druck GmbH, Dortmund
Titelfoto: © Gina Sanders – Fotolia.com

Bestell-Nr. 1094 ISBN 978-3-8080-0693-1

Inhalt

1. Einleitung

Dass die Anzahl der alten Menschen proportional zu den jungen Menschen stark zunimmt, ist mittlerweile häufig publiziert worden.
Bedingt durch die geringeren Geburtenzahlen auf der einen Seite und das Altern der Vielzahl der Menschen in den sogenannten mittleren Jahrgängen auf der anderen Seite, wird es in den kommenden Jahrzehnten zu einer einschneidenden Veränderung in der Altersstruktur der Bevölkerung kommen (vgl. Angaben des Statistischen Bundesamtes 2009, S. 14 ff.). In den Ausführungen des Statistischen Bundesamtes heißt es hierzu: "die aktuelle Bevölkerungsstruktur weicht schon lange von der Form der klassischen Bevölkerungspyramide ab, bei der die stärksten Jahrgänge die Kinder stellen und sich die Besetzungszahlen der älteren Jahrgänge allmählich als Folge der Sterblichkeit verringern" (Statistisches Bundesamt a. a. O., S. 14).

Betrachtet man die statistischen Zahlen (vgl. Statistisches Bundesamt a. a. O., S. 14 ff.), so zeigt sich, dass sich heute die Bevölkerung zu 61 % aus 20- bis unter 65-jährigen Menschen und zu 20 % aus 65-jährigen und älteren Menschen zusammensetzt. Im Jahr 2060 werden 34 % der Menschen mindestens 65 Jahre gelebt haben. Vor allem im Bereich der Hochbetagten, kommt es zu gravierenden Veränderungen bezüglich der Alterung. Waren es 2008 circa 4 Millionen 80-jährige und ältere Menschen, so werden 2050 circa 10 Millionen Menschen leben, die 80 Jahre und älter sind. Doch schon bereits im kommenden Jahrzehnt wird die Bevölkerungszahl der alten und hochbetagten Menschen im Verhältnis zu der restlichen Altersstruktur der Bevölkerung gravierend ansteigen.

Das folgende Schaubild stellt diese Altersentwicklung nochmals graphisch dar.

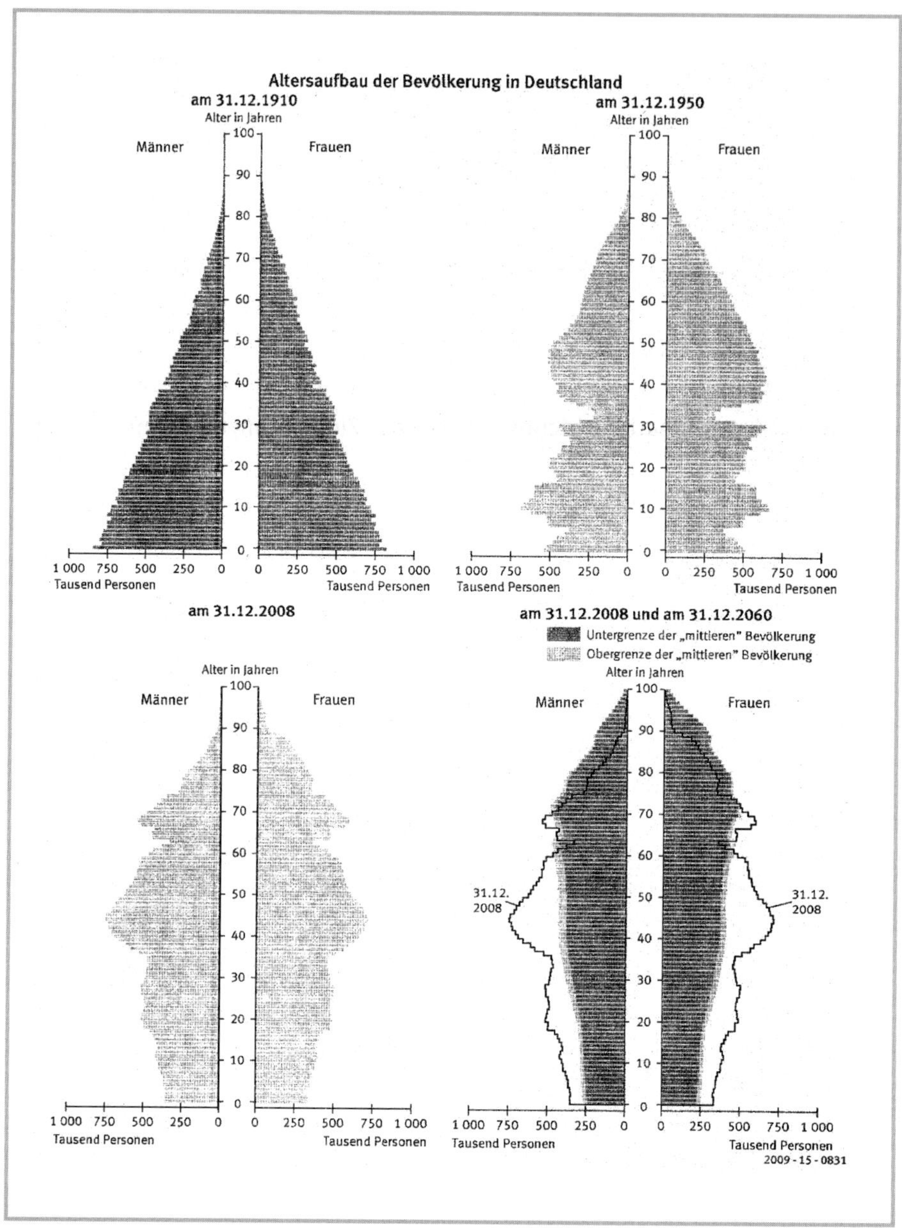

Abb. 1: Alterspyramiden (Quelle: Statistisches Bundesamt 2009)

Diese Zahlen verdeutlichen – und Fachleute bestätigen dies –, dass die ergotherapeutische Arbeit im Fachbereich Geriatrie schon jetzt und erst recht in den nächsten Jahren ein großes, wachsendes Arbeitsfeld darstellen wird.

Dabei kann es sich sowohl um das Arbeiten in geriatrischen Langzeiteinrichtungen, wie Alten- und Pflegeheimen, als auch um das Arbeiten in geriatrischen Fachkliniken und Tageskliniken handeln. Ein weiteres großes Arbeitsfeld stellt die ambulante Behandlung des alten Menschen, z. B. durch eine ergotherapeutische Praxis, zu Hause dar, bspw. nach einem Klinikaufenthalt.

Unabhängig davon, in welchem geriatrischen Arbeitsfeld der Ergotherapeut tätig ist, ist die Biografieerhebung eine wichtige Methode, um den alten Menschen und sein Leben im Ganzen zu erfassen. Nur so ist es möglich, ihm im täglichen Miteinander gerecht zu werden.
Das heißt, dass seine Wünsche und Bedürfnisse, aber auch seine Erfahrungen und Gewohnheiten in den Therapieprozess einbezogen werden müssen. Außerdem ist die Biografiearbeit wichtig, um bei der Zielfindung die Wünsche des alten Menschen zu berücksichtigen und um ihm bei der Therapiegestaltung ein passendes Angebot machen zu können (vgl. auch Schweitzer und Bruce 2010, S. 55).

Die Lebenserfahrung und die persönliche Geschichte einzubeziehen, heißt sich mit der zu behandelnden Person bewusst und differenziert auseinander zu setzen. Dieses personzentrierte Arbeiten, das Berücksichtigen der Lebensgeschichte und der Gewohnheiten, Vorlieben und Abneigungen, erleichtert die Arbeit wesentlich und zollt dem zu behandelnden Menschen Respekt. Der Ansatz der Biografiearbeit ist deshalb ein wesentlicher Bestandteil der Arbeit mit pflegebedürftigen alten Menschen. Aber auch für die Zusammenarbeit mit Menschen, die zum Beispiel in einem Altenheim ihren Lebensabend verbringen und nur in geringem Umfang auf pflegerische Hilfe angewiesen sind, ist sie von Bedeutung.

Erstellung und Nutzung einer ausführlichen Biografie sollte für Ergotherapeuten selbstverständlich sein. Mit ihr können die Behandlungsziele zusammen mit der zu behandelnden Person festgelegt werden. Die ergotherapeutische Arbeit zeigt sich damit als personzentrierte Arbeit, ohne die eine fachlich gute Arbeit nicht zu leisten ist. Ebenso berücksichtigt sie überprüfbare und messbare handlungsorientierte Ziele, die die Grundlage des ergotherapeutischen Arbeitens darstellen. Sofern der Therapeut es für notwendig erachtet, ist neben der Biografieerhebung auch eine ergotherapeutische Befunderhebung, z. B. für die motorisch-funktionellen oder kognitiven Fähigkeiten, durchzuführen.

Dieses Buch soll dazu anregen, Biografiearbeit in der täglichen Praxis einzusetzen und als selbstverständlichen Bestandteil der Arbeit zu sehen.
Wenn Biografiearbeit in Einrichtungen geleistet wird, sind es aber selten die Ergotherapeuten, die diese Aufgabe übernehmen. Dies sollte sich ändern, weil der Alltag das Zentrum der ergotherapeutischen Arbeit darstellt.
Ist es jedoch nicht möglich, dass Ergotherapeuten diesen Aufgabenbereich in einer Einrichtung aktiv umsetzen, sollten sie auf jeden Fall ein großes Interes-

se zeigen, die gewonnenen Daten für ihre tägliche Arbeit zu nutzen. Gerade im geriatrischen Langzeitbereich, wo der Therapeut zum Teil über Jahre hinweg mit dem alten Menschen zusammenarbeitet und die Einrichtung das Zuhause für ihn darstellt, ist das Wissen um die Lebensgeschichte unverzichtbar.

Die in diesem Buch aufgeführte Chronik (Kapitel 7) ist ein Hilfsmittel, das bei der täglichen Arbeit unterstützen soll. Sie erleichtert es, die Biografie des alten Menschen in Bezug zum Zeitgeschehen einzuordnen. Anhand der Chronik erhält der Therapeut einen Überblick über geschichtliche Ereignisse, die das Leben der Person beeinflusst haben bzw. noch beeinflussen.
Das Wissen über prägende Ereignisse ermöglicht es, die Verhaltensweisen des alten Menschen nachzuvollziehen und einzuordnen. Das ist ohne diese Kenntnisse kaum möglich. Gerade bei der Arbeit mit dementen Menschen, wo nicht auf Informationen von Angehörigen oder anderen Bezugspersonen zurückgegriffen werden kann, erweisen sich diese allgemeinen Informationen des Zeitgeschehens als hilfreich. Für dieses Buch wurden aus der Fülle von Ereignissen allgemeingültige Daten ausgewählt. Bei den einzelnen Abschnitten wurde Platz gelassen, um Ergänzungen vornehmen zu können.

Die im Buch abgedruckten Kopiervorlagen stellen eine Hilfe für die tägliche Arbeit dar. Auch im „Zeitalter des Computers" ist es bei der zu behandelnden Generation sinnvoll, mit herkömmlichen Materialien, also Zettel und Stift zu arbeiten. Ein Computer schafft Distanz durch die bei der Befragung keine harmonische und vertraute Atmosphäre entstehen kann. Schon das Mitschreiben des Erzählten oder die Aufnahme des Gesprächs auf einen Tonträger schafft eine „ungleiche Position" und verlangt von der zu befragenden Person viel Vertrauen.

Wenn die ergotherapeutische Arbeit mit dem alten Menschen personzentriert und effektiv gestaltet sein soll, dann kommt der behandelnde Therapeut nicht umhin, neben einer ausführlich erstellten Biografie eine differenzierte und individuell formulierte Zielaufstellung zu erarbeiten. Und dies gilt sowohl für die Arbeit in einem Altenheim, als auch für die Tätigkeit im ambulanten, beziehungsweise stationären Bereich.

Bei der Erstellung dieses Buches sind Gedanken und Ideen von ehemaligen Schülern und Schülerinnen der Ergotherapieschule Neumünster eingeflossen.
An dieser Stelle möchte ich mich bei ihnen für ihr Engagement recht herzlich bedanken.

2. Theorien und Modelle

Beim Arbeiten mit alten Menschen ist es notwendig, sich mit Theorien und Modellen auseinander zu setzen.

Diese Vertiefung bringt Klarheit und Verständnis für Verhaltensweisen und Vorgehensweisen älterer Menschen. Außerdem erlangt man Kenntnisse über den Prozess des Alterns. Anhand von Theorien und Modellen lässt sich die eigene Arbeit erklären, begründen und reflektieren.

Die in der Literatur zu findenden Modelle und Theorien sind zum Teil widersprüchlich in ihren Ansichten. Allen ist aber gemeinsam, dass sie zu einer neuen Modellentwicklung oder Theoriebildung beitragen.

Für ein besseres Verständnis ist es wichtig zu klären, was unter der Begrifflichkeit „Modell“ und „Theorie“ zu verstehen ist. Habermann und Wittmershaus (2005, S. 30) definieren das so:

- **Modelle:**
  „Gedankengebäude, die ein vereinfachtes Abbild einer komplexen Wirklichkeit darstellen“.

- **Theorien:**
  „Wissenschaftliche Gedankensysteme mit dem Hintergrund der Erforschung von etwas ‚Gegebenem‘ und/oder durch Denken gewonnene Erkenntnis.“

Die folgenden Theorien und Modelle wurden gezielt aus einer Vielzahl von Theorien und Modellen ausgewählt. Sie sind für die ergotherapeutische Arbeit in Bezug auf die Biografiearbeit von Bedeutung.

2.1 Psychologische Alterstheorie

Die **Aktivitätstheorie** ist dem Gebiet der psychologischen Alterstheorien zuzuordnen.
Die Aktivitätstheorie wurde in den 60er Jahren von Havighurst, Neugarten und Tobin entwickelt.

Sie geht davon aus, dass „Zufriedenheit im Alter nur durch die aktive Teilnahme alter Menschen am Umweltgeschehen erreicht werden kann. Dadurch entsteht ein Gefühl des „Gebrauchtwerdens“, das z. B. durch Ausscheiden aus dem Be-

rufsleben und Aus-dem-Haus-Gehen der erwachsenen Kinder verloren gegangen ist“ (Stanjek 2009, S. 176).
Diese Theorie sieht einen Zusammenhang zwischen Aktivität und Zufriedenheit. Sie geht davon aus, dass dem älteren Menschen das Gefühl des Gebrauchtwerdens verlorengeht, wenn er keine Aufgaben mehr hat. Außerdem verändern sich die Rollen, die der alte Mensch auszuüben hat. Dieser Rollenverlust beziehungsweise Rollenwechsel führt ebenfalls eine Veränderung der bisher ausgeführten Aktivitäten herbei. Bei den Rollenveränderungen ist zum Beispiel an die Rolle des Berufstätigen, des Ehepartners oder des Freundes zu denken.

Diese Theorie macht verständlich, warum Aktivitäten und Aufgaben im Alter eine große Bedeutung haben können. Der Verlust von Rollen, gepaart mit der räumlichen Veränderung durch den Einzug in ein Altenheim, kann dazu führen, dass der Bewohner sich in seiner neuen Lebenssituation unwohl fühlt. Zieht der alte Mensch in eine Institution ein, so verändert sich sein Rollenbild. Die Rolle der selbständigen Person, die für sich und gegebenenfalls andere Menschen sorgt, fällt weg. Der alte Mensch hat fast keine Aufgaben und Verantwortungen mehr, die ihn bis zu dem Tag des Einzugs den Alltag gestaltet haben. So muss der Mensch zum Beispiel nicht mehr für sich kochen, einkaufen gehen und seine Wohnung in Ordnung halten. Außerdem ist zu bedenken, dass er von einem eigenen Wohnumfeld in ein kleines Zimmer zieht oder sich vielleicht sogar ein Zimmer mit einer ihm fremden Person teilen muss.

Auch eine die Lebenssituation verändernde Erkrankung, wie zum Beispiel ein Schlaganfall oder eine beginnende Demenz, können zu einer Veränderung der Rollenausübung führen. Die Möglichkeit, weiterhin im gewohnten Lebensumfeld zu wohnen, schafft für den Betroffenen u.U. keine emotionale Entlastung. Zwar hat die Person in diesem Fall den Vorteil, noch in ihrem bisherigen Lebensumfeld zu leben, aber viele bisher ausgeführte Aufgaben des Alltags müssen von anderen Personen, Familienmitgliedern oder professionellen Einrichtungen übernommen werden.
Durch die neuen von außen gegebenen Bedingungen bei der Ausübung der jeweiligen Rolle, verbunden mit dem nicht mehr Ausführen- oder Teilhabenkönnen an Aktivitäten, kann es zu einer Verstärkung des körperlichen und geistigen Abbauprozesses kommen oder zu einer Verschlechterung der emotionalen bzw. psychischen Befindlichkeit.

Deshalb ist das Wissen um die Biografie der zu behandelnden Person, verbunden mit der Information über bedeutungsvolle Aktivitäten und Rollenausübungen, für die Therapie unerlässlich.
Aktivitäten, die für den alten Menschen bedeutungsvoll und sinnvoll sind, haben einen höheren Stellenwert als Aktivitäten, die von einer anderen Person vorgegeben werden. Was eine sinnvolle und bedeutungsvolle Aktivität darstellt, liegt im eigenen Ermessen eines jeden Menschen.

2.2 Soziologische Alterstheorie

Die **Disengagement Theorie** (Rückzugstheorie) entstammt der Soziologie und besagt, „dass sich ein Mensch etwa ab dem 60. Lebensjahr aus seinen Aktivitäten zurückzieht und gleichzeitig von der Gesellschaft von seinen Aufgaben entbunden wird“ (Stanjek a. a. O., S. 178).
Diese Theorie geht davon aus, dass der Rückzug aus der gesellschaftlichen Teilhabe nicht als Verlust, sondern als Gewinn zu sehen ist.
Sie geht auch davon aus, dass sowohl der ältere Mensch, als auch die Gesellschaft einen Nutzen aus dieser neuen Situation zieht. So kann sich der ältere Mensch ganz auf sich konzentrieren, seine neue Lebenssituation genießen und er kann sich von der gesellschaftlichen Auseinandersetzung zurückziehen. Die Gesellschaft hat insofern einen Nutzen, dass bspw. junge und leistungsorientierte Menschen in den Arbeitsprozess eingebunden werden können (vgl. Stanjek a. a. O., S. 178).

Mittlerweile weiß man, dass diese Denkweise nicht ganz zutreffend ist und die Sichtweise bezüglich der Arbeitswelt sehr vereinfacht darstellt. Untersuchungen zeigen, dass die Arbeit eine hohe Bedeutung für den Menschen hat und der Verlust der Rolle als „Arbeitnehmer“ von vielen Menschen nicht leicht vollzogen wird. Dieser Rollenwechsel bedarf einer guten individuellen Vorbereitung.

Die Disengagement Theorie ist aber für die Biografiearbeit und das Verständnis von Lebens- und Handlungsweisen von älteren Menschen insofern von Bedeutung, als dass sie bewusst macht, dass nicht jeder Mensch im Alter in Aktivitäten eingebunden werden möchte, die zum Beispiel sein Therapeut für wichtig erachtet.

Das Wissen bezüglich der sozialen Teilhabe im bisherigen Leben des älteren Menschen unterstützt den therapeutischen Prozess. Der Therapeut kann dem alten Menschen passende Angebote unterbreiten und dabei die sozialen Lebensgewohnheiten berücksichtigen.
Wichtig ist es, zu erkennen und zu akzeptieren, dass ältere Menschen manchmal nicht an Angeboten teilnehmen möchten und sich bewusst zurückziehen. Im Rahmen der Biografieerhebung hat der alte Mensch die Möglichkeit, seine Wünsche bezüglich der Teilnahme an ergotherapeutischen Angeboten zu äußern. Durch die Biografieerhebung wird deutlich, ob der alte Mensch schon immer eine Person mit wenig sozialen Kontakten bzw. Gruppenkontakten war, oder ob sich dieser soziale Rückzug erst im Alter zeigte und wie er seine Freizeit früher gestaltet hat. Aus diesen Informationen lassen sich Rückschlüsse für die therapeutische Intervention schließen.

2.3 Chronologische Alterstheorie

Die **chronologische Alterstheorie** wird wie folgt definiert: „Der Mensch altert mit fortschreitender Lebenszeit, die anhand eines Kalenders gemessen wird und deshalb auch als kalendarisches Alter bezeichnet wird" (Stanjek a. a. O., S. 174). Diese Theorie misst das Alter objektiv in Zeitkategorien. Zum Beispiel: Lebensanfang, Lebensende, Lebensalter oder feststehende persönliche Ereignisse.

Für die Biografiearbeit sind diese persönlichen Daten des alten Menschen von großer Bedeutung. Sie zeigen für die Person wichtige Lebensereignisse auf, die sich dann in den gesellschaftlichen Rahmen einbinden lassen und somit eine Möglichkeit der Verhaltenserklärung darstellen.

2.4 Biologische Alterstheorie

Die **biologische Alterstheorie** besagt, dass „der Mensch durch Veränderungen der Organe und Gewebe im Laufe der Zeit altert." (Stanjek a. a. O., S. 175) Das biologische Alter einer Person wird anhand ihrer Körperfunktionen eingeschätzt. „Das biologische Alter kann erheblich vom kalendarischen Alter abweichen." (Stanjek a. a. O., S. 175).
Im Sinne dieser Theorie bedeutet Altern immer einen Abbau und eine Verlangsamung von körperlichen und geistigen Funktionen. Die Anpassungsfähigkeit an die Umwelt nimmt ab (vgl. Stanjek a. a. O., S. 175).

Die Aspekte der biologischen Alterstheorie sind grundsätzlich bei der Arbeit mit geriatrischer Klientel zu berücksichtigen. Die ausgewählten Aktivitäten müssen an die kognitiven, sensorischen und motorischen Möglichkeiten einer Person adaptiert werden. Diese Adaptationen können zum Beispiel darin bestehen, dass schriftliche Arbeitsanleitungen vergrößert werden, damit der alte Mensch diese ohne Schwierigkeiten eigenständig lesen kann; oder bei der Durchführung von Bewegungsgruppen werden altengerechte Übungen ausgewählt.
Das Berücksichtigen biografischer Ereignisse kann für die bestehenden Veränderungen ebenfalls eine Erklärung liefern. Bei Personen, die in ihrem Leben schwere Schicksalsschläge zu verkraften hatten, kann es zu einer Diskrepanz zwischen dem biologischen und dem kalendarischen Alter kommen. Die Erlebnisse können zu einem schnelleren körperlichen Abbau geführt haben. Gerade bei der Generation, die den zweiten Weltkrieg miterlebt hat, kann es zu dieser Abweichung kommen. Welche Ereignisse zu einer Diskrepanz führen, hängt davon ab, wie stark die Person von diesem Erlebnis betroffen ist, in welcher Lebenssituation sie sich gerade befindet und welche Möglichkeiten ihr zur Verfügung stehen, um das Ereignis zu verarbeiten.

2.5 Pädagogische Alterstheorie

Pädagogische Theorien beziehen sich laut Stanjek „auf die Fähigkeiten, Fertigkeiten und Kenntnisse, die ein Mensch im Laufe seines Lebens erworben hat" (Stanjek a. a. O., S. 179).

- **Fähigkeiten:**
  „geistige, praktische Anlage, die zu etwas befähigt, Wissen, Können, Tüchtigkeit."
  (Deutsches Universalwörterbuch 2007, S. 543)

- **Fertigkeiten:**
  „Bei der Ausführung bestimmter Tätigkeiten erworbene Geschicklichkeit, Routine, Technik ."
  (Deutsches Universalwörterbuch 2007, S. 568)

Zu nennen ist hier die **Kompetenztheorie**, die besagt, „dass jeder Mensch über viele Fähigkeiten, Fertigkeiten und Kenntnisse verfügt und deshalb auf Anforderungen der Umwelt angemessen reagieren und sich an sie anpassen kann" (Stanjek a. a. O., S. 179).

Menschen werden als kompetent bezeichnet, wenn sie in der Lage sind, ihre Lebenssituation zu gestalten und Belastungen zu bewältigen, damit sie ein zufriedenes Leben führen (vgl. Marwedel 2004 S. 137). Dabei nutzt die Person innere und äußere Ressourcen. Die äußeren Ressourcen beziehen sich auf die Umwelt des Menschen.

Das Berücksichtigen dieser Theorie zeigt ebenfalls die Wichtigkeit der Biografiearbeit auf. Das Wissen um noch vorhandene Fähigkeiten, Fertigkeiten und Kenntnisse, aber auch um Defizite, hilft, den alten Menschen in seinen Schwächen zu stärken und in seinen noch vorhandenen Ressourcen zu unterstützen. Dadurch ist eine individuelle Zielsetzung möglich und eine optimale Gestaltung der Therapie.

2.6 Age Stratification Modell

Dieses Modell der Altersschichtung aus den 1970er Jahren zeigt auf, wie soziale Strukturen das Erleben und Verhalten einer Person beeinflussen.
Das Modell „basiert auf der Annahme, dass es signifikante Variationen bei alten Menschen gibt, die von den Charakteristika ihrer Geburtskohorte abhängen. Die Begründung ist, dass es einschneidende Erlebnisse im Leben einzelner Genera-

tionen gibt, die für ihre Entwicklung und Lebensverläufe kennzeichnend sind" (Habermann in: Habermann und Wittmershaus a. a. O., S. 30 f.).
Außerdem wurde festgestellt, dass es, aufgrund des jeweiligen Alters der betroffenen Personen bei einem einschneidenden Ereignis zu verschiedenen Lebensläufen kommen kann (vgl. Habermann a. a. O., S. 31).

Kohorte:
„Eine nach spezifischen Merkmalen ausgerichtete ausgewählte Personengruppe, deren Entwicklung in zeitlicher Perspektive analysiert wird. K. haben bestimmte individuelle Ereignisse wie z. B. Geburt, Schulabschluss, Eheschließung – oder gesellschaftliche beziehungsweise historische Ereignisse – wie z. B. politische Reformen, ökonomische Krisen – in demselben Zeitintervall erfahren."
(Brockhaus Bd. 15, 2006, S. 266)

Auch dieses Modell zeigt auf, wie wichtig es ist, ein Verständnis für den Menschen zu entwickeln und seine Lebensgeschichte zu berücksichtigen. Außerdem macht es deutlich, dass gesellschaftliche Ereignisse immer im Bezug auf das Alter der Person differenziert zu betrachten sind. Vergleicht man zwei Personen, die einen Krieg erlebt haben, die zu diesem Zeitpunkt aber unterschiedlichen Alters waren, so wird sich dieses Ereignis bei beiden aufgrund ihres Altersunterschiedes anders in der Biografie ausgewirkt haben, und dies unabhängig von ihrer sozialen Schicht.
Das Modell verdeutlicht einmal mehr, wie wichtig das Wissen um die Biografie einer Person im therapeutischen Prozess ist.

2.7 Canadian Measure Occupational Performance (CMOP)

Im Folgenden wird das CMOP, das kanadische Modell zur Betätigungsperformanz, vorgestellt. Dieses Modell bietet neben dem MOHO eine Möglichkeit, die bereits erhobenen Daten durch die Biografiearbeit abrundend zu erheben, so dass eine personzentrierte Zielfindung unter Nutzung der Vergangenheit, Gegenwart und Zukunft erstellt werden kann.
Das CMOP bezieht sich auf den derzeitigen Zustand der Person und auf ihre Wünsche, was sich bezüglich ihrer Fähigkeiten im Alltag verändern soll. Es ist also ein gegenwartsbezogenes Instrument.

Das CMOP ist ein kanadisches Modell, das dem Menschen hilft, diejenigen Probleme individuell zu erfassen, die ihn in seinen Alltagsbetätigungen einschränken. Außerdem werden Prioritäten für die Aktivitäten gesetzt, die dem Menschen

wichtig sind und bei denen er eine Verbesserung hinsichtlich der Ausführung erreichen möchte.
Laut Hagedorn sollte der Patient „so weit wie möglich selbst die Prioritäten und die anzustrebenden Ziele setzen“ (Hagedorn 2000, S. 116).
Das CMOP ist „ein für Ergotherapeuten entwickeltes Messinstrument, mit dem über einen bestimmten Zeitraum die Veränderung der Eigenwahrnehmung eines Klienten bezüglich seiner Betätigungsperformanz festgestellt werden kann“ (Marotzki, Mentrup, Weber 2009, S. 15).
Die Betätigungsperformanz wird nach Hagedorn (a.a.O., S. 132) wie folgt beschrieben:

Betätigungsperformanz:
„Menschliches Verhalten in den drei Bereichen: Selbstversorgung, Produktivität und Freizeit, das von der Interaktion der geistigen, physischen, sozio-kulturellen und psychischen Performanz-Komponenten eines Menschen bestimmt wird.“

Die Performanz definiert Hagedorn (a.a.O., S. 133) als:

Performanz:
„Art und Qualität der Aus- und Durchführung einer Aktivität, Handlung, Leistung.“

Zum Verständnis, warum sich dieses Modell als ergänzendes Instrument zur Biografiearbeit eignet, wird das Modell in seinen Grundzügen hier vorgestellt.
In diesem Modell wird die Person in Interaktion zu ihrer Umwelt und der Betätigung gesehen. Diese drei Faktoren machen die Betätigungsperformanz aus.
Dabei beinhaltet die Person physische, affektive und kognitive Komponenten, mit dem Zentrum der Spiritualität.
Die Umwelt hingegen setzt sich zusammen aus physischen, sozialen, kulturellen und institutionellen Anteilen.

Die Betätigung wird in die Bereiche

- Selbstversorgung (Betätigungen, die die eigene Funktionsfähigkeit erhalten. Dies sind, neben der eigenen körperlichen Versorgung, die Mobilität und das Regeln persönlicher Angelegenheiten),
- Produktivität (Betätigungen zum ökonomischen Unterhalt oder der persönlichen Entwicklung) und
- Freizeit (Betätigungen, die nicht im Zusammenhang mit der Produktivität stehen)

unterteilt (vgl. Marotzki, Mentrup, Weber a.a.O., S. 17 f.).

Das CMOP findet seine Umsetzung im Messinstrument COPM (Canadian Occupational Performance Measure). Es ist eine Möglichkeit, um Therapieziele zu definieren und um Therapieergebnisse zu bewerten. Der Fragebogen wird als halbstrukturiertes Interview genutzt. Im Rahmen der Befragung hat die Person die Möglichkeit, die Ausführung, die Zufriedenheit und die Wichtigkeit auf einer Skala von 1 bis 10 zu bewerten. Hierbei steht die 1 für „überhaupt nicht ..." und die 10 für „besonders gut ...".

Speziell für die Arbeit mit geriatrischer Klientel wurden hier der Interviewbogen des CMOP und die Vorgehensweise bei der Ausführung in Anlehnung an den Originalbogen modifiziert (s. S. 19–21). Es kann aber auch der COPM-Bogen im Rahmen der Biografieerhebung eingesetzt werden.

Der nachfolgend dargestellte Erhebungsbogen besteht aus drei Seiten. In ihm sind die relevanten Betätigungsaspekte der Erhebungsbereiche „Selbstversorgung", „Produktivität" und „Freizeit" dargestellt. Möglichkeiten für Ergänzungen zur weiteren Problemidentifikation sind gegeben.
Außerdem wurde dem einzelnen Betätigungsaspekt je ein Feld für die „Wichtigkeit", die „Performanz" und die „Zufriedenheit" zugeordnet. Für jeden der Bewertungspunkte gibt es ein zweites Feld, um einen vergleichenden Wert bei einer späteren Rebefragung eintragen zu können.

Im ersten Schritt wird in den jeweils dazugehörenden Zeilen eine Bewertung durch den alten Menschen vorgenommen, hinsichtlich der Wichtigkeit der selbständigen Ausführung der Tätigkeit, der derzeitigen Ausführungsqualität und der Zufriedenheit in der Art der Ausführung.
Dabei wird beim hier vorgestellten Bogen von einer Bewertungsskala von 1 bis 6 ausgegangen. Die Zahl 1 steht für eine negative Aussage und die Zahl 6 bewertet den zu beurteilenden Aspekt positiv.

Im zweiten Schritt lässt sich dann der Therapeut von dem alten Menschen differenziert beschreiben, welche Schwierigkeiten in der Handlungsausführung bei den einzelnen Betätigungen auftreten und was genau die Unzufriedenheit ausmacht. Diese Ergebnisse sind auf der zweiten und dritten Seite des Erhebungsbogens in den dafür vorgesehenen Feldern festzuhalten. Dadurch erhält der Therapeut einen Überblick über den Ist-Zustand der Betätigungen.
Die zweite Seite bietet ebenfalls Platz für allgemeine Bemerkungen. Hier kann der Therapeut Gedanken oder Beobachtungen notieren, die ihm während des Gesprächs gekommen/aufgefallen sind.

Als dritter Schritt besteht die Möglichkeit, eine Hierarchisierung bezüglich der Vorgehensweise vorzunehmen. Gemeinsam mit dem alten Menschen kann festgelegt werden, an welcher Betätigung gearbeitet wird, um eine Veränderung in der Ausführungsqualität zu erzielen.

Erhebungsbogen zur Betätigungsperformanz – Geriatrie

Name, Vorname:		Geburtsdatum:
Erhebungsdatum:	Therapeut:	Seite ______ von ______

Bewertung der Wichtigkeit, der Performanz und der Zufriedenheit auf einer Skala von 1 bis 6: 1 = gar nicht; 6 = sehr gut

	Wichtigkeit		Performanz		Zufriedenheit	
	1	2	1	2	1	2
Selbstversorgung:						
Transfer						
Hygiene						
Anziehen/Ausziehen						
Nahrungsaufnahme						
Fortbewegung						
Produktivität:						
Haushaltstätigkeiten						
Freizeit:						
Ruhige Freizeitgestaltung						
Aktive Freizeitgestaltung						
Soziale Aktivitäten						

Allgemeine Bemerkungen:

Selbstversorgung:

Produktivität:

Freizeit:

Hierarchisierung:

Der Einsatz des Messinstruments erhöht das Engagement des alten Menschen im Therapieprozess und er setzt sich zusammen mit dem Therapeuten mit Aspekten seines derzeitigen Lebensabschnitts auseinander.

Auch hier können, ähnlich wie beim Biografiebogen (s. Kapitel 4.6.1.1), Angehörige in die Erhebung der Daten einbezogen werden, wenn es dem alten Menschen nicht mehr möglich ist, eigenständig Auskunft zu geben. Außerdem werden die derzeitigen Rollen und Rollenerwartungen der Person beachtet (vgl. Marotzki, Mentrup, Weber a. a. O., S. 23). Anhand der Erhebung können gemeinsam mit der Person die Ziele abgesteckt werden. Die Ergebnisse dieser differenzierten Betrachtung können dann in den Biografieerhebungsbogen in das dafür vorgesehene Feld übernommen werden.

2.8 Model of Human Occupation (MOHO)/Modell der menschlichen Betätigung

Dieses Modell basiert auf einem systemtheoretischen Denkansatz und „reflektiert somit eine vorwiegend dynamische und ganzheitliche Sicht auf den Menschen" (Jerosch-Herold, Marotzki, Stubner, Weber 2009, S. 56).

Systemtheorie:
„Wissenschaft, die sich mit dem vergleichenden Studium von Systemen befasst. Als Systeme kommen vor allem in Frage Organismen, ... Maschinen, ... physikal. Systeme, psych. und soziale Systeme."
(Bockhaus, Bd. 26, 2006, S. 776f.)

Systemtheorie:
„Sichtweise, die den Menschen als eine Gesamtheit dynamischer Systeme auffasst, die untereinander und mit der Umwelt interagieren und so Betätigungsverhalten hervorbringen."
(Jerosch-Herold, Marotzki, Stubner, Weber 2009, S. 42)

Das Modell erfasst den Prozess der Anpassung an eine Fähigkeitsstörung und geht von zwei Grundgedanken der Systemtheorie aus, die den Kern des Modells bilden.

1. Das MOHO sieht den Menschen „als dynamisches, sich selbst organisierendes System, das sich im Verlauf der Zeit ständig fortentwickelt und verändert" (Jerosch-Herold, Marotzki, Stubner, Weber a. a. O., S. 56).
2. Das menschliche Verhalten ist nicht nur das Ergebnis vorhandener Fähigkeiten und Wünsche, sondern wird von der Umwelt beeinflusst (vgl. Jerosch-Herold, Marotzki, Stubner, Weber a. a. O., S. 57).

Daraus lässt sich schließen, dass sowohl der Mensch, als auch die Umwelt verändert werden können. Kielhofner geht davon aus, dass sich „in einer erfolgreichen Therapie ... die Person in einer Weise (organisiert), in der Fähigkeit, Einstellung, Gewohnheit, Umwelt und andere Faktoren zu einem neuen Muster zusammengefügt werden" (Jerosch-Herold, Marotzki, Stubner, Weber a. a. O., S. 58). Ziel ist es, dass die Person ein zufriedeneres Betätigungsverhalten erreicht.

Kielhofner beschreibt in seinem Modell den Menschen als offenes System, das mit seiner Umwelt ständig interagiert. Der Mensch verändert dabei die Umwelt und diese wiederum verändert den Menschen. In Kielhofners Modell ist das System hierarchisch aufgebaut und in 3 Subsysteme unterteilt (vgl. Hagedorn a. a. O., S. 106 ff.):

1. Volition
2. Habituation
3. Performanz

Die drei Subsysteme werden nach Kielhofner wie folgt definiert (Jerosch-Herold, Marotzki, Stubner, Weber a. a. O., S. 82 f.):

- **Volition:**
  „Ein System von Dispositionen und Selbstbewusstsein, das Menschen dazu führt und befähigt, Betätigungsverhalten vorwegzunehmen (antizipieren), zu wählen, zu erleben und zu interpretieren."

- **Habituation:**
  „Eine innere Struktur von Informationen, die das System dazu bewegt, sich wiederholende Verhaltensmuster zu zeigen."

- **Performanz:**
  „Spontane Ausführung der Handlungen, die für eine Betätigung notwendig sind. Performanz ist das Ergebnis einer vereinten Aktion aller Anteile des Performanzsubsystems von Geist-Gehirn-Körper innerhalb der sich entfaltenden Umstände und Umweltbedingungen."

1. Subsystem Volition

Alle Menschen haben das Bedürfnis zu handeln. Das bedingt, dass der Mensch einer Betätigung nachgeht. Das Betätigungsverhalten sieht bei jedem Menschen unterschiedlich aus. Nach Kielhofner besteht die Volition aus 3 Teilen: dem Selbstbild, „das sich auf das eigene Gefühl von Fähigkeit und Wirksamkeit bezieht", den Interessen, „die sich auf das eigene Vergnügen und die Zufriedenheit

im Zusammenhang mit Betätigung beziehen“ und den Werten, „die den Bezug zu den eigenen Überzeugungen und Anliegen herstellen, denen man sich persönlich verpflichtet fühlt“ (vgl. Jerosch-Herold, Marotzki, Stubner, Weber a. a. O., S. 59 f.).
Ist die Volition einer Person durch eine Erkrankung negativ beeinflusst, kann es sein, dass die Person sich Betätigungen auswählt, die für sie nicht förderlich sind (vgl. Jerosch-Herold, Marotzki, Stubner, Weber a. a. O., S. 62).

2. Subsystem Habituation
Der Mensch lernt im Laufe seines Lebens, wie er sich in bestimmten Situationen zu verhalten hat. In den verschiedenen Situationen nimmt er unterschiedliche Rollen ein. So hat der Mensch zum Beispiel die Rolle der Freundin oder der Mutter. Das hat zur Folge, dass die Person wiederkehrende Betätigungsmuster entwickelt hat, die einen Teil des täglichen Lebens gestalten. Entsprechend seiner verinnerlichten Rolle verhält sich der Mensch gegenüber einer anderen Person.
Die Habituation „ermöglicht es dem Einzelnen, ohne Überlegung oder besondere Aufmerksamkeit ein ihm vertrautes Verhalten auszuführen“ (Jerosch-Herold, Marotzki, Stubner, Weber a. a. O., S.62).
Die Gewohnheiten, die ein Mensch ausübt, geben ihm Sicherheit beim Erledigen seiner täglichen Aufgaben. Auf der anderen Seite können diese Gewohnheiten aber auch für ein die Person schädigendes Verhalten verantwortlich sein. Der Mensch fühlt sich in seinen Routinehandlungen nicht wohl. Durch eine Erkrankung kann es dazu kommen, dass die Person ihre Gewohnheiten nicht mehr in der bisher üblichen Form ausüben kann. Dies kann zu Unzufriedenheit bei ihr oder ihrem Umfeld führen.
Außerdem kann es bei einer Erkrankung zu einem Rollenverlust kommen. Dieser Rollenverlust kann bei der betroffenen Person zu einer starken psycho-emotionalen Belastung führen, die sich negativ auf die Behandlung und auf das Zusammenleben mit anderen Personen auswirken kann (vgl. Jerosch-Herold, Marotzki, Stubner, Weber a. a. O., S. 63).

3. Subsystem Performanzvermögen
Dieses Subsystem schafft die Möglichkeit täglicher Betätigungen. Es beinhaltet die Aspekte und das Zusammenspiel skelettmuskulärer, neurologischer, perzeptiver und kognitiver Phänomene.
Nach Kielhofner beinhaltet das Modell drei Fertigkeitsbereiche:

- „Motorische Fertigkeiten, die das Bewegen der eigenen Person und von Objekten im Raum erschließen;
- Prozesshafte Fertigkeiten, die sich auf den Umgang mit und die Anpassung von Abläufen beziehen;
- Kommunikations-Interaktionsfertigkeiten, die den Umgang mit anderen und das Mitteilen von Informationen einschließen“ (Jerosch-Herold, Marotzki, Stubner, Weber a. a. O., S. 65).

Nach diesem Modell ist es wichtig, sich bewusst zu machen, ob und wie der Mensch Einschränkungen in den drei oben genannten Fertigkeitsbereichen aufweist, da diese Einschränkungen auf das bisherige Leben der Person großen Einfluss haben können (vgl. Jerosch-Herold, Marotzki, Stubner, Weber a. a. O., S. 65).

Neben der Betrachtung der Person, legt das Modell seinen zweiten Schwerpunkt auf die Umwelt, in der der Mensch lebt. Dabei geht das Modell zum einen von der räumlichen Umwelt, mit den in ihr enthaltenen Objekten aus. Die räumliche Umwelt bezieht sich auf alle Räumlichkeiten, in der die Person ihrer Betätigung nachgehen kann. Hierbei kann es sich sowohl um geschaffene Räumlichkeiten, wie die Wohnung der Person handeln, als auch um natürliche Räume, wie zum Beispiel die Umgebung vor der Wohnung der Person.
Auch bei den Objekten unterscheidet man natürliche und geschaffene Objekte. Zum anderen betrachtet das Modell die soziale Umwelt. Hiermit sind die Personen gemeint, die der Mensch regelmäßig trifft und die Betätigungsformen, also regelgebundene Handlungssequenzen, die er ausübt (vgl. Jerosch-Herold, Marotzki, Stubner, Weber a. a. O., S. 66).
Die räumliche und soziale Umwelt kann sich bei einer körperlichen, kognitiven oder emotionalen Fähigkeitsstörung auf die möglichen Betätigungsformen der Person zusätzlich negativ auswirken und sie in ihrem Genesungsprozess behindern (vgl. Jerosch-Herold, Marotzki, Stubner, Weber a. a. O., S. 66).

Das Modell MOHO bietet eine Vielzahl von Assessments zur Befunderhebung. Für die Biografiearbeit sind die Rollen- und die Interessen-Checkliste von Bedeutung und stellen ein ergänzendes Instrumentarium dar.

- Die Rollen-Checkliste
  Mit ihr wird die Rollenidentifikation der Person herausgearbeitet. Die jeweilige Rolle wird durch die Person bewertet. Es wird erfragt, ob die Person die Rolle in der Vergangenheit ausgefüllt hat, diese in der Gegenwart lebt und ob sie sich vorstellen kann, sie in der Zukunft auszuüben (vgl. Jerosch-Herold, Marotzki, Stubner, Weber a. a. O., S. 69).

- Die Interessen-Checkliste
  Hier hat der Befragte die Möglichkeit, seine Interessen und Interessenveränderungen anzugeben und er kann angeben, an welchen Aktivitäten er in Zukunft teilnehmen möchte/welche er ausführen möchte (vgl. Jerosch-Herold, Marotzki, Stubner, Weber a. a. O., S. 69).

Sowohl die Erhebung der Rollen, als auch der Interessen ist wichtig, um das Ausleben und Erfüllen der bisherigen Rollen und Interessen zu erfassen und die Veränderungen herauszuarbeiten. Gerade der Umzug in eine Institution ist mit Rollenveränderungen verbunden, ebenso wie die Folgen einer Erkrankung mit

Rollenverlusten oder -veränderungen einhergehen kann. Es ist auch zu berücksichtigen, dass ein Rollenwechsel oder -verlust oft unfreiwillig stattfindet. Aufgrund der Erkrankung und/oder des Einzugs in eine Institution ist es dem alten Menschen vielleicht nicht mehr möglich, seinen bisher gewohnten und liebgewonnenen Interessen nachzugehen. Hier ist es die Aufgabe des Ergotherapeuten, gemeinsam mit ihm zu schauen, wie die Zukunft gestaltet werden kann.

Außerdem kann eine Interpretation erfolgen, inwieweit eine Rollen- und Interessendifferenz vorliegt. Auch hier kann es dann die Aufgabe des Therapeuten sein, das Rollenbild mit den vorliegenden Interessen in Einklang zu bringen.

Für das geriatrische Arbeitsfeld wurden hier die Rollen- und die Interessencheckliste der Klientel entsprechend modifiziert. Daraus entstand der Rollenerhebungsbogen und der Interessenerhebungsbogen (28 ff.).

Beide Bögen haben im Kopf ein Schriftfeld für die Erfassung organisatorischer Daten.
Neben dem Namen, Vornamen und dem Geburtsdatum der Person ist es sinnvoll, das Erhebungsdatum festzuhalten. Durch diese Erfassung kann eine zeitliche Zuordnung der Erhebung erfolgen, und eventuelle Veränderungen bezüglich der Rollen und Interessen können zeitlich eingeordnet werden. Die Angabe des Therapeuten erleichtert anderen Kollegen die Kontaktaufnahme zur Person, die die Befragung durchgeführt hat.
Außerdem werden auf der ersten Seite des Rollenerhebungsbogen die Rollen notiert, die der Bewohner in seinem Leben ausgeübt hat. Hier erfolgt eine Sammlung aller Rollen. Der alte Mensch gibt dann an, ob er diese Rolle vor seiner Erkrankung ausgeübt hat, diese Rolle jetzt wieder ausüben möchte und es wird erfasst, ob die Möglichkeit zur Rollenausübung heute besteht. Es ist sinnvoll auch solche Rollen zu erfassen und zu besprechen, von denen klar ist, dass sie nicht mehr ausgeübt werden können, zum Beispiel die Rolle der Tochter. Denn aus dem daraus entstehenden Gespräch erhält der Interviewer viele biografische Informationen über den alten Menschen.
Auf der zweiten Seite ist Platz für Bemerkungen vorgesehen. Hier werden inhaltliche Angaben des alten Menschen zu den jeweiligen Rollen vermerkt.

Ein Beispiel soll die Vorgehensweise verdeutlichen:
Die zu interviewende Person gibt an, dass sie bereits vor der Erkrankung die Rolle als „Oma“ ausgeübt hat und sie diese Rolle gerne wieder ausüben möchte, ihr dazu aber zur Zeit die Möglichkeit fehlt.

Rolle	hat diese Rolle ausgeübt		möchte diese Rolle wieder ausüben		hat die Möglichkeit diese auszuüben	
	Ja	Nein	Ja	Nein	Ja	Nein
Oma	X		X			X

Auf der Seite der Bemerkungen könnten jetzt aus dem Gesprächsverlauf heraus diese Informationen notiert werden:

- Wie sah die Rollenausübung vor der Erkrankung aus?
- Welche Vorstellungen hat der alte Mensch in Bezug auf die Rollenausübung heute?
- Welche Gegebenheiten führen dazu, dass die Rolle zur Zeit nicht ausgeübt werden kann?

Anhand dieser Informationen hat der Ergotherapeut jetzt die Möglichkeit, gemeinsam mit dem alten Menschen Strategien bezüglich der weiteren Vorgehensweise zu erarbeiten, damit dieser die Rolle in veränderter Form wieder ausfüllen kann. Oder es werden gemeinsam Ziele erarbeitet, die eine Ausübung der Rolle wieder ermöglichen.

Beim Interessenerhebungsbogen wurden in einer Tabelle bereits einige Interessen vorgegeben und Platz zur Ergänzung weiterer Interessen gelassen. Im Interview wird dann vom alten Menschen angegeben, ob er diese Interessen früher gerne ausgeübt hat, diese jetzt gerne ausüben möchte und ob diese Ausübung zur Zeit möglich ist.
Auf der folgenden Seite ist Platz für Bemerkungen vorgesehen, damit ergänzende Informationen festgehalten werden können. Nur so ist eine Weiterverarbeitung der erhobenen Daten möglich.

Die Ergebnisse der Rollen- und Interessenerhebung können im Biografieerhebungsbogen an vorgegebener Stelle eingetragen werden (s. Kapitel 4.6.1.1).

Rollenerhebungsbogen – Geriatrie

Name, Vorname:		Geburtsdatum:
Erhebungsdatum:	Therapeut:	Seite ______ von ______

Rolle	hat diese Rolle ausgeübt		möchte diese Rolle wieder ausüben		hat die Möglichkeit diese auszuüben	
	Ja	Nein	Ja	Nein	Ja	Nein

Bemerkungen:

Interessenerhebungsbogen – Geriatrie

Name, Vorname:		Geburtsdatum:
Erhebungsdatum:	Therapeut:	Seite ________ von ________

Interessen	früher gerne ausgeübt	heute gerne ausüben	Ausübung jetzt möglich	
			Ja	Nein
Spazieren gehen				
Wandern gehen				
Fahrrad fahren				
Feste feiern				
Fernsehen gucken				
Musik hören				
Radio hören				
Musizieren				
Bücher lesen				
Zeitungen lesen				
Gartenarbeit				
Handarbeiten				
Rätsel lösen, Knobeln				
Gesellschaftsspiele spielen				
Freunde treffen				
Reisen unternehmen				
Ausflüge unternehmen				
Theaterbesuche				
Konzertbesuche				
Kochen				
Backen				
Modellbau				
Tanzen gehen				
Gymnastik-/Turngruppe				

Bemerkungen:

2.9 Die Bedeutung von Theorien und Modellen für die ergotherapeutische Arbeit

Der Mensch lebt in einem sozialen Kontext und ist ein Teil der Gesellschaft und ihrer Entwicklung. Gleichzeitig beeinflusst die Gesellschaft aber auch die Biografie eines jeden Individuums. Wie diese Beeinflussung geschieht und wie sich dies auf die persönliche Entwicklung eines Menschen auswirkt, verdeutlichen die vorab beschriebenen Theorien und Modelle. Um den alten Menschen in einem gesellschaftlichen Gesamtzusammenhang sehen zu können und seinem Alter entsprechend angemessen zu behandeln, ist das Wissen um die verschiedenen Theorien und Modelle von Bedeutung. Sie erleichtert den Zugang zur Person.

Mit Blick auf die einzelnen Komponenten wird deutlich, dass die Assessments des MOHO und des CMOP, beziehungsweise die modifizierten Erhebungsbögen für den geriatrischen Langzeitbereich, das Sammeln von Informationen über die Person, ihre Lebenssituation und Probleme unterstützen. Mit den Assessments liegen Instrumente vor, die beim Item des Biografiebogens „Zielsetzung der Behandlung besprechen und festlegen“ hilfreiche Unterstützung bieten.

Grundsätzlich lässt sich festhalten, dass die Auseinandersetzung mit Alterstheorien und Modellen dazu beiträgt, den alten Menschen in seinem Handeln besser zu verstehen. Die gewonnenen Erkenntnisse werden in den ergotherapeutischen Therapieprozess eingebunden und eine personzentrierte Therapie findet statt.

Aus der ergotherapeutischen Arbeit ist dieser Prozess nicht mehr wegzudenken. Er beinhaltet die folgenden Komponenten (vgl. Hagedorn a. a. O., S. 9 ff.):

- Sammeln von Informationen über die Person, ihre Lebenssituation und Probleme
- Auswerten der gewonnenen Informationen
- Zielsetzung der Behandlung besprechen und festlegen
- Prioritäten benennen
- Entscheidungen über notwendige Schritte treffen
- Durchführung der Therapie
- Evaluation der Ergebnisse

Die Alterstheorien unterstützen den Ergotherapeuten bei seiner Arbeit, wenn es um die Verständnisentwicklung für die Probleme der Person geht. Die Probleme können messbar sein, es kann sich aber auch um Probleme handeln, die auf den ersten Blick für Außenstehende nicht nachvollziehbar sind. Hier können dann die Theorien eine Erklärung bieten. Außerdem können die Alterstheorien Hilfestellung geben, wenn es um die gemeinsame Festlegung von Prioritäten für die Behandlung geht, denn die Theorien helfen dem Therapeuten, Verständnis für den alten Menschen zu entwickeln, auch in Bezug auf sein Verhalten während der Behandlung.

Neben den Alterstheorien und den hier vorgestellten Modellen der Ergotherapie ist es auch das Verständnis der Berufsethik eines Therapeuten, die die Beziehungs- und Arbeitsebene zu einem alten Menschen prägt und dadurch die Zusammenarbeit mit ihm bestimmt.
Deshalb wird im folgenden Kapitel die zur Zeit gültige Berufsethik für Ergotherapeuten vorgestellt und der Bezug zum geriatrischen Arbeitsfeld betrachtet.

Absender:

Name

Vorname

Beruf

Straße

PLZ/Ort

Bitte informieren Sie mich regelmäßig über Ihr Buchprogramm per E-Mail an (ich kann diese Verfügung jederzeit schriftlich widerrufen):

Porto zahlt Empfänger

Antwort/
Postkarte

BORGMANN MEDIA
verlag modernes lernen
borgmann publishing

Schleefstraße 14

D - 44287 Dortmund

Sehr geehrte Leserin, sehr geehrter Leser,
uns interessieren Ihre ganz persönliche Meinung sowie Ihre Interessengebiete. Beides ist für die zukünftige Arbeit unseres Verlages sehr wertvoll. Vorteil für Sie: Über entsprechende Neuerscheinungen werden Sie regelmäßig informiert. Sie erhalten unsere Bücher im Buchhandel oder direkt beim Verlag.

Diese Karte entnahm ich dem Buch (bitte eintragen!):

Aufmerksam wurde ich durch

- ○ Verlagsprospekt
- ○ Empfehlung meines Buchhändlers
- ○ Empfehlung eines/r Bekannten
- ○ Anzeige in einer Zeitschrift
- ○ Fortbildung beim Autor
- ○ Namen des Autors
- ○ Pressebesprechung
- ○ Internetrecherche allg.
- ○ Homepage d. Verlages
- ○ Geschenk

Mein Urteil:

Bitte informieren Sie mich über folgende Sachgebiete **(Bitte Absender auf der Rückseite nicht vergessen!):**

- ○ **Lernen durch Bewegung** / **Bewegung fördern** / **Psychomotorik**
- ○ **Diagnose** / **Frühförderung** / **Kindergarten** / **Grundschule**
- ○ **Sonderpädagogik** / **Sozialpädagogik** / **Heilpädagogik**
- ○ **Ergotherapie** / **Physiotherapie** / **Neurologie**
- ○ **Geriatrie** / **Pflege**
- ○ **Sprachheilpädagogik** / **Sprachtherapie** / **Logopädie**
- ○ **Pädagogische Psychologie** / **Lernpsychologie** / **Neuropädagogik**
- ○ **Systemische Therapie** / **Familientherapie** / **Verhaltenstherapie** / **Psychotherapie**
- ○ **Multimedia (Audio-CD, DVD)**

8/10

3. Ethik

Der Begriff Ethik wird nach dem Brockhaus wie folgt beschrieben:

> „Die philosophische Auseinandersetzung mit dem Sittlichen. Die Pluralität an Auffassungen hinsichtlich der guten Lebensführung des Menschen und des richtigen Handelns führte zur Entstehung der E. als philosoph. Disziplin, die nach Maßstäben des guten menschl. Lebens, des moralisch richtigen Handelns und gerechter Institutionen fragt und diese methodisch reflektiert zu bestimmen versucht ." (Brockhaus, Band 8, 2006, S. 449)

Hack definiert die Ethik so:

> „Ist eine Philosophie der Praxis, die sich mit dem Verhältnis von Moral und Moralität befasst und diese Wechselbeziehung im Zusammenhang mit moralischen Handlungen und Urteilen über moralische Handlungen thematisiert. Der Ethik geht es um die moralische Verbesserung der Praxis, um die Anleitung der Handelnden zur selbstkritischen Reflexion über ihr Handeln." (Hack 2004, S. 23)

Die in Bezug auf einen Beruf entwickelte Ethik lässt sich als Berufsethos bezeichnen und wird definiert als:

> „Die sittl. Gesinnung und Haltung, die als innere Norm die berufl. Tätigkeit des Einzelnen als zugleich gesellschaftlich relevante Tätigkeit bestimmen soll. Seine besondere Ausprägung erhält das B. durch den jeweiligen Berufsstand. Prinzip des B. ist die aus der Freiheit folgende Verantwortung für das eigene Tun. Berufliche Verantwortung in diesem Sinn erfordert – in leitender wie in abhängiger Stellung – Faktenwissen, Fähigkeit zu log. Denken, Flexibilität, Kollegialität, Redlichkeit in der Arbeitsausführung, Fortbildungsinteresse, auch die Bereitschaft zur Selbstkritik und dazu, die Grenzen eigenen Könnens und die techn. und ökonom. Möglichkeiten der ausgeübten Tätigkeit einzuschätzen und zu berücksichtigen."
> (Brockhaus, Band 3, 2006, S. 706)

Bei der Sicht auf unterschiedliche Berufsgruppen wird deutlich, dass die verschiedenen Disziplinen sich mit ethischen Grundsätzen beschäftigt haben. So gibt es zum Beispiel Ausarbeitungen zur Individualethik, Sozialethik, Rechtsethik, Medizinethik, Wirtschaftsethik und ökologischen Ethik. Sie alle sind der angewandten Ethik zuzuordnen.

Auch die Ergotherapie hat sich mit der Thematik der Ethik auseinandergesetzt und den „Ethikkodex“ und die „Standards zur beruflichen Praxis der Ergotherapie“ veröffentlicht.

3.1 Ethik der Ergotherapie

Zum einen gibt des den Ethikkodex, der vom Weltverband der Ergotherapeuten (WFOT) festgelegt wurde. Seine derzeit gültige Fassung stammt aus dem Jahr 2005.
Zum anderen gibt es die COTEC-Standards zur beruflichen Praxis von 1991, die der Deutsche Verband der Ergotherapeuten e.V. 1994 für sich als verbindlich festgelegt hat. Sie wurden 1996 vom Europäischen Ergotherapieverband COTEC (Council of Occupational Therapists for the European Countries) überarbeitet. Beide Ausführungen sollen helfen, „gute Leitlinien für ein professionelles Handeln, Arbeiten und Verhalten in der Ergotherapie zu setzen und weiterzuentwickeln“ (DVE 2005, S. 2).

Die COTEC-Standards beinhalten folgende Punkte (Auszug; vgl. DVE a. a. O., S. 5 ff.):

1) „Verantwortung gegenüber dem Empfänger der Dienstleistung Ergotherapie.“
   Dieser Punkt unterteilt sich in verschiedene Aspekte:
   - **Überweisung:** Die Patienten werden vom behandelnden Arzt an einen Ergotherapeuten überwiesen. Wenn ein Therapeut die Behandlung nicht durchführen kann, werden die Patienten auf einer Warteliste geführt oder an eine andere Stelle überwiesen. Von diesem Vorgang ist der verordnende Arzt zu informieren.
   - **Befunderhebung:** Diese wird durch den behandelnden Therapeuten durchgeführt und immer wieder reflektiert.
   - **Behandlung:** Ergotherapeuten arbeiten klientenzentriert und wahren dem Patienten gegenüber in der Behandlung Integrität und Diskretion. Der Patient wird auf keinen Fall aus irgendeinem Grund diskriminiert. Die realistischen Behandlungsziele werden in Absprache mit dem Patienten erarbeitet und verfolgt.
   - **Programm zur Qualitätssicherung:** Entwickelt der Therapeut ein Programm zur Qualitätssicherung, hat er die fünf Komponenten der Qualitätssicherung zu berücksichtigen. Dies sind Professionalität, Effektivität, Einsatz von Ressourcen, Risikomanagement und Klientenzufriedenheit. Die Behandlung basiert auf einer zielorientierten Vorgehensweise.
   - **Beendigung/Abschluss der Behandlung:** Die Behandlung wird beendet, wenn das Ziel erreicht ist oder der maximale Nutzen der Behandlung aus-

geschöpft wurde. Auch in diesen Prozess wird der Patient einbezogen. Außerdem ist es die Aufgabe des Therapeuten, ggf. eine Nachbehandlung oder eine erneute Befunderhebung zu dokumentieren.

2) „Dokumentation und Berichte“
Das Datenschutzgesetz und seine Bestimmungen sind in der Praxis entsprechend umzusetzen. Die Informationen über den Patienten werden sicher aufbewahrt und nur zum Nutzen des Patienten Anderen zur Verfügung gestellt. Die Therapeuten haben die Aufgaben, die Behandlung zu dokumentieren und Berichte anzufertigen. Die Daten über die Behandlung sind immer auf dem neuesten Stand zu halten.

3) „Sicherheit“
In der Behandlung sind entsprechende Geräte einzusetzen.
Die Therapeuten tragen der Situation nach angemessene Kleidung.
Ergotherapeuten kennen die Bestimmungen des Gesundheitsschutzes und der Sicherheit.
Werden Verhaltensweisen beobachtet, die negative Auswirkungen auf den Patienten haben, so sind diese der zuständigen Institution zu melden.

4) „Arbeitgeber“
Ergotherapeuten müssen sich bewusst machen, dass es Unterschiede zwischen dem hier vorliegenden Verhaltenskodex und dem ihres Arbeitgebers gibt. Die Vorgaben des Arbeitgebers sind in dem Rahmen umzusetzen, wie sie diesem Ethikkodex entsprechen.

5) „Förderung des Berufes“
Ergotherapeuten arbeiten in ihrem Kompetenzbereich. Sie wissen, dass gute Arbeit auf der Grundlage von Fähigkeiten und umfangreichen Wissen basiert.
Sind die Therapeuten nicht in der Lage, eine Behandlung adäquat durchzuführen, wird der Patient an einen Kollegen verwiesen.
Die Therapeuten haben die Verantwortung, ihr Wissen bezüglich der betreffenden beruflichen Gesetzgebung, der Politik und von gesellschaftlichen und kulturellen Themen auf dem neuesten Stand zu halten.

6) „Gestaltung beruflicher Beziehungen“
Die Therapeuten tauschen sich mit Kollegen aus und arbeiten mit ihnen zusammen. Sie erkennen die Bedürfnisse ihrer Kollegen an.
Die Therapeuten verhalten sich gegenüber ihren Kollegen loyal und zeigen ggf. unprofessionelles Verhalten und Verhalten, das nicht dem Ethikkodex entspricht an, beziehungsweise besprechen dieses Verhalten.
Ausländer erkennen die Kultur des Gastgeberlandes an.

7) „Forschung und Entwicklung"
   Bei der Nutzung von Patientenmaterial ist der Datenschutz zu wahren. Werden Forschungsarbeiten erstellt, so sind die ethischen Grundsätze zu beachten. Außerdem sind die Gesundheitsgesetze und die Vorgaben des Arbeitgebers zu berücksichtigen.
   Die Arbeit am Patienten sollte auf anerkannter Forschung beruhen. Ergotherapeuten haben die Aufgabe, ihr fachliches Wissen regelmäßig aufzufrischen und zu erneuern. Gesetzesthemen, die die berufliche Praxis betreffen, sind zu kennen.

8) „Vertretung des Berufsstandes"
   Ergotherapeuten haben die Aufgabe, den Beruf gegenüber Dritten richtig zu vertreten. Kollegen und andere Personen werden über Gesundheitsthemen, die die Ergotherapie betreffen, informiert. Ergotherapeuten leisten hochwertige Arbeit und entwickeln diese weiter.
   Ergotherapeuten arbeiten so, dass kein negativer Eindruck über den Beruf entsteht.

9) „Kaufmännische/wirtschaftliche Aspekte"
   Entsprechend der Gesetzesvorgaben haben Ergotherapeuten die Möglichkeit zu werben.
   Ergotherapeuten dürfen keine Provision von Firmen entgegennehmen, wenn sie Produkte an Patienten empfehlen.

10) „Ausbildung von Ergotherapeuten"
   Hier ist sicherzustellen, dass die Ausbildung nach den WFOT-Standards durchgeführt wird und der WFOT-Ethikkodex und die COTEC-Standards in der Ausbildung gelehrt werden.

3.2 Der Einfluss der Ethik auf die ergotherapeutische Arbeit

Die COTEC-Standards lassen sich für das geriatrische Arbeitsfeld folgendermaßen interpretieren und umsetzen:

Zu 1) Verantwortung gegenüber dem Empfänger der Dienstleistung Ergotherapie.

Der Ethikkodex zeigt unter anderem, dass die Ergotherapeuten in ihrer täglichen Arbeit den personzentrierten Ansatz nicht außer Acht lassen dürfen, wenn sie den Bedürfnissen und Wünschen des alten Menschen nachkommen wollen. Ihre Aufgabe ist es, die Person mit in den Behandlungsprozess einzubinden und somit die Verantwortung für die Genesung so weit es geht an die zu behandelnde Person abzugeben.

Diese Vorgehensweise setzt eine situationsgerechte und dem Krankheitsbild entsprechende Befunderhebung voraus. Im geriatrischen Arbeitsfeld bedeutet dies neben dem Erfassen der motorischen und kognitiven Funktionen auch eine Erhebung der biografischen Daten. Erst das Erfassen der körperlichen Defizite und Fähigkeiten *und* der Lebensgeschichte geben ein Gesamtbild des alten Menschen wieder. Aufgrund dieser Erhebungsdaten lassen sich individuelle Therapieziele erarbeiten und eine personzentrierte Therapie gestalten.

Wichtig ist es auch hier, im Verlauf der Tätigkeit erneut eine Statuserhebung durchzuführen, um zu überprüfen, ob die Therapieziele und die Behandlungsplanung noch angemessen sind.

Im geriatrischen Langzeitbereich kann es aufgrund der Anforderungen der Einrichtung dazu kommen, dass die individuellen Zielsetzungen für eine Person außer Acht gelassen werden. Oftmals passen die Anforderungen der Einrichtung und die hier beschriebene Vorgehensweise nicht zusammen. Ergotherapeuten werden im Alltag angehalten, Gruppen für die Bewohner anzubieten. Dabei wird in der Regel wenig auf die Zusammensetzung der Gruppe und die Gruppengröße Rücksicht genommen.

Auch ist die Frage, wann eine Behandlung beendet wird, immer wieder kritisch zu stellen. Im Praxisalltag zeigt es sich häufig, dass geriatrische Patienten über einen sehr langen Zeitraum hinweg behandelt werden, ohne dass ein therapeutischer Nutzen gegeben ist. Aus ethischer Sicht ist diese Vorgehensweise nicht zu vertreten. Anhand einer reflektierenden Vorgehensweise und dem Arbeiten mit einer handlungsorientierten Zielsetzung (siehe unten) kann diese Vorgehensweise vermieden werden.

Im geriatrischen Langzeitbereich stellt sich oftmals deshalb nicht die Frage nach einem Behandlungsende, da die alten Menschen in Gruppen eingebunden sind und in der Regel eine differenzierte Zielsetzung, beziehungsweise therapeutische Vorgehensweise nicht gegeben ist. Hier bedarf es eines Umdenkens. Das ergotherapeutische Arbeiten in den Einrichtungen muss sich hier in der Vorgehensweise verändern, um die Qualität zu verbessern und zu erhalten.

Zu 2) Dokumentation und Berichte

Ergotherapeuten, die in Langzeiteinrichtungen arbeiten, fertigen keine Behandlungsberichte wie in Praxen an. In den Einrichtungen dokumentieren die Therapeuten die Teilnahme der Person an Aktivitäten in der Bewohnerakte, in der auch die Mitarbeiter der Pflege ihre täglichen Einträge vornehmen. Sinnvoll ist es, wenn diese Therapeuten sich ein Dokumentationssystem überlegen, das qualitative Aussagen über ihre Tätigkeiten widerspiegelt.

Auch in den Praxen haben die Therapeuten die Aufgabe, sich über ein Dokumentations- und Berichtssystem Gedanken zu machen, das den qualitativen Aspekt ihrer Arbeit darstellt. Denn ohne eine aussagefähige Verlaufsdokumentation ist keine qualitative Berichtsverfassung möglich.

Die Therapeuten müssen sich bewusst machen, dass sie eine hohe ethische Verantwortung gegenüber den zu behandelnden Personen haben. Das betrifft die Behandlungsdokumentation und den damit verbundenen Datenschutz.

Den Therapeuten obliegt die Sorgfaltspflicht bei der Weiterleitung der Daten an Dritte und bei der Verwahrung der Patientenakten. Ebenso verhält es sich für den Austausch über den alten Menschen mit Dritten. Auch hier ist der Therapeut in der Verantwortung, sorgsam mit den Daten der Person und den persönlichen Informationen umzugehen. So muss auf jeden Fall eine Einverständniserklärung von Seiten der zu behandelnden Person oder ihrer Angehörigen eingeholt werden, wenn mit Dritten über die Person gesprochen werden soll. Sollte es eine pauschal unterschriebene Einverständniserklärung geben, so ist der alte Mensch auf jeden Fall davon zu unterrichten, wenn zum Beispiel mit dem Arzt oder dem Pflegedienst ein Austausch von Seiten des Therapeuten stattfinden soll.

Zu berücksichtigen ist auch, dass Datenschutz bereits damit anfängt, dass vertrauliche Informationen über die zu behandelnde Person nur mit den Menschen besprochen werden, die auch in einem Beziehungsverhältnis zum Patienten stehen. Oftmals werden Gespräche so geführt, dass Personen persönliche Details mitbekommen, die keinen Bezug zu der betroffenen Person haben. Dieses Verhalten verstößt ganz deutlich gegen den Datenschutz und gegen ethisches Handeln.

Zu 3) Sicherheit

Unter entsprechenden Geräten ist zu verstehen, dass der Therapeut Therapiemedien nutzt, die ihm bei der Umsetzung der therapeutischen Maßnahmen helfen. Dies kann zum Beispiel der Einsatz eines Paraffinbads sein. Bei der Nutzung der Medien ist es wichtig, dass sich der Therapeut vorab mit dem Gebrauch und den Sicherheitsbestimmungen auseinandersetzt.

Die Begrifflichkeit der angemessenen Kleidung ist in Akutkliniken eindeutig geregelt. In Krankenhäusern oder Kliniken tragen die Therapeuten einheitliche Berufskleidung. In den ergotherapeutischen Praxen behandeln die Therapeuten in der Regel in Privatkleidung. Es sollte darauf geachtet werden, dass die Kleiderwahl situationsgerecht gewählt wird. Zu kurze und knappe Oberteile oder

Hosen, die so sitzen, dass der Träger diese immer hochziehen muss, eignen sich nicht für die tägliche Praxis.
In den geriatrischen Langzeiteinrichtungen wird oftmals auch Privatkleidung getragen, oder es besteht eine Kombination aus privatem Unterteil und einem einheitlichen Oberteil der Einrichtung.
Jeder Therapeut sollte sich im Rahmen seiner Tätigkeit gedanklich mit Arbeitssituationen auseinandersetzen, die gegen sein Menschenbild sprechen. Hierbei sind auch die weiteren Folgen und Konsequenzen aus den vorab genannten Situationen in die Überlegungen einzubeziehen.
Beispiele: In einer geriatrischen Langzeiteinrichtung wird eine Bewohnerin beim Einnehmen der Mahlzeiten gegen ihren Willen bedrängt. Oder ein alter Mensch erzählt dem behandelnden Therapeuten, dass der Pflegedienst immer so grob mit ihm umgeht. Im Rahmen des Ethikkodexes geht es nicht darum, diese Fachkräfte sofort bei einer offiziellen Stelle anzuzeigen. Vielmehr sollte erst das Gespräch mit den betroffenen Personen gesucht werden, bevor sich an höhere Stellen gewandt wird.

Zu 4) Arbeitgeber
Stellt der Therapeut fest, dass die eigenen Verhaltensweisen im Umgang mit den alten Menschen von denen des Arbeitgebers in der Form abweichen, dass ein Übereinkommen unmöglich scheint, sollte das Gespräch gesucht werden. Stellt sich die Arbeitssituation weiterhin so dar, dass sich die Vorgehensweisen nicht in Einklang bringen lassen, sollte der Therapeut sich überlegen, inwieweit dies mit seinem ethischen Verständnis zu vereinbaren ist.

Zu 5) Förderung des Berufes
Als Therapeut ist es wichtig, sich auf dem neuesten Wissensstand zu befinden. Regelmäßige Fortbildungen sind unabdingbar, um die Behandlungen nach aktuellen Erkenntnissen durchzuführen. Wichtig ist es, die eigenen beruflichen Grenzen in der Behandlung wahrzunehmen und sich Unterstützung für die weitere Vorgehensweise zu holen, oder den zu behandelnden alten Menschen an einen Berufskollegen abzugeben, wenn das Wissen und die Erfahrung für die weitere Behandlung nicht ausreichend sind.
Auch in der heutigen Zeit, in der sich der Beruf des Ergotherapeuten noch weiter im Wandel befindet, ist es wichtig, um diese Veränderungen zu wissen. Nur durch dieses Wissen kann der Beruf anderen Berufsgruppen gegenüber weiterhin zeitgemäß vertreten werden.

Zu 6) Gestaltung beruflicher Beziehungen
Auch im Fachbereich Geriatrie ist es wichtig, dass die Therapeuten sich mit den Kollegen vor Ort regelmäßig über die zu behandelnden alten Menschen austauschen, um die Behandlung optimal zu gestalten. Dieser Austausch führt dazu, dass Ziele gemeinsam festgelegt werden, damit im Umgang mit der Person eine einheitliche Vorgehensweise gewählt wird. Diese Vorgehensweise führt dazu,

dass Ziele wesentlich schneller erreicht werden können, weil es dem alten Menschen dann in der Behandlung leichter fällt, die an ihn gestellten Anforderungen umzusetzen.
Innerhalb eines Therapeutenteams muss es möglich sein, dass ein Austausch über Verhaltensweisen stattfindet, die nicht dem Ethikkodex entsprechen. Es kann sein, dass sich durch dieses Ansprechen Situationen für den Einzelnen lösen lassen.
Beispiel: Ein Kollege zeigt sich unfreundlich und ungerecht gegenüber einer zu behandelnden Person. In dem Gespräch stellt sich heraus, dass die „Chemie" zwischen beiden überhaupt nicht stimmt. Eine Lösung könnte sein, dass ein anderer Kollege die Behandlung der betreffenden Person übernimmt.
Oftmals lassen sich bereits durch das Ansprechen von beobachteten Situationen Lösungen finden.

Zu 7) Forschung und Entwicklung
Sind Therapeuten im Bereich der Forschung tätig, haben sie sich mit typischen ethischen Fragestellungen der Forschung auseinanderzusetzen. Diese betreffen bereits die Forschungsfrage an sich, aber auch die Durchführung und Auswertung der Forschung.

Zu 8) Vertretung des Berufsstandes
Dies ist auch heute noch ein wesentlicher Aspekt. Noch immer fällt es Therapeuten schwer, Dritten zu erklären, was Ergotherapie ist und vor allem, wie sie sich von anderen Berufsgruppen, wie zum Beispiel Physiotherapeuten, abgrenzt. Hier fließt als wesentlicher Aspekt die Qualität der eigenen Arbeit ein und die Auseinandersetzung mit der beruflichen Identifikation. Außerdem ist es wichtig, dass die Therapeuten in den multiprofessionellen Teams ihre Arbeit transparent machen und ihren Berufsstand vertreten.

Zu 9) Kaufmännische/wirtschaftliche Aspekte
Dieser Punkt betrifft Therapeuten in eigener Praxis. Die Therapeuten haben sich frei von Manipulationen durch Dritte zu halten. Empfehlungen zu Produkten sind allein aufgrund von Erfahrungen und qualitativen Aspekten zu geben.

Zu 10) Ausbildung von Ergotherapeuten
Die Ausbildung nach den WFOT-Standards sorgt dafür, dass sie einem Mindeststandard an Ausbildungsqualität unterliegt. Somit wird den Schülern die Basis für eine qualitative Arbeit mit auf den Berufsweg gegeben.
Die Auseinandersetzung mit dem WFOT-Ethikkodex und den COTEC-Standards führt zu ihrer Kenntnis, aber auch dazu, dass sich die angehenden Therapeuten bereits mit ethischen Fragestellungen beschäftigen.

Wenn sich jeder Ergotherapeut mit der beruflichen Ethik auseinandersetzt, wirkt sich das positiv auf seine Rolle und sein Handeln gegenüber den zu behandeln-

den alten Menschen und sein Verhältnis zu den Kollegen aus. Der Therapeut bezieht in der Auseinandersetzung mit dem ethischen Handeln Stellung, wie er sich gegenüber Menschen und in Situationen verhält. Dabei macht er sich Gedanken über Werte und Normen, die sein therapeutisches Handeln beeinflussen.
In Bezug auf das Arbeiten in der Geriatrie und den Einsatz der Biografiearbeit kann eine ethische Auseinandersetzung zum Beispiel zu folgenden Fragestellungen führen:

- Wie weit gehe ich bei der Umsetzung der Zielvorstellungen des alten Menschen?
- Wie gehe ich mit Antworten um, von denen ich weiß, dass diese nicht der Wahrheit entsprechen?
- Wie gehe ich bei der Kontaktaufnahme zu Angehörigen und dem Erfragen von Informationen vor?
- Wie verhalte ich mich in Gesprächssituationen?
- Wie gehe ich mit gewonnenen Informationen um?
- Wie verhalte ich mich gegenüber dementen alten Menschen?
- Kann ich die Normen und Werte dieser Generation mit meiner Arbeit, mit den eigenen Normen und Werten vereinbaren?
- Setze ich neueste Behandlungserkenntnisse in der Therapie um?

Abschließend sei angemerkt, dass neben dem Individuum auch eine Institution, beziehungsweise eine Abteilung, sich mit ethischen Prinzipien, die sie im Umgang mit ihrem Klientel pflegen will, auseinandersetzen muss. Auch in ergotherapeutischen Praxen muss diese Auseinandersetzung erfolgen, und gemeinsam im Team sollte erarbeitet werden, wie in schwierigen oder emotionalen Situationen vorgegangen wird, beziehungsweise nach welchen Wertvorstellungen die Arbeit mit der Klientel erfolgt.

4. Biografiearbeit

Wie bereits dargestellt, ist ergotherapeutisches Arbeiten im geriatrischen Fachbereich ohne biografisches Arbeiten nicht möglich.

Beim Arbeiten mit alten Menschen ist das Wissen um die Biografie der Person von großer Bedeutung, da es den Zugang zur Person und die Gestaltung der Therapie wesentlich erleichtert. Der alte Mensch hat bereits viele Jahre gelebt, die ihn geprägt haben, und gerade im Alter fällt es oftmals schwer, von jahrelangen Gewohnheiten abzulassen.

Das Wissen um die Biografie des alten Menschen und die damit verbundene personzentrierte Vorgehensweise führen dazu, dass die Identität der Person gewahrt wird. Gerade der Umzug in eine Institution und/oder der Beginn einer veränderten Lebensweise, z. B. aufgrund der Folgen einer Erkrankung, sind einschneidende Erlebnisse, die der Person oftmals einen Teil ihrer Identität berauben.

Bei der Arbeit mit alten Menschen ist es wichtig zu berücksichtigen, dass die Auseinandersetzung mit der eigenen Biografie in der Regel nicht nur mit positiven Emotionen besetzt ist. Das Erinnern kann für die Person auch als Belastung empfunden werden. Dieser Aspekt ist bei der Erhebung der Biografie zu berücksichtigen und im Prozess der Datenerhebung ist entsprechend vorzugehen.
Das Auseinandersetzen mit der eigenen Biografie und das Ziehen einer Lebensbilanz sind natürliche Prozesse, die Menschen im Laufe ihres Lebens öfter vollziehen. Je nach Persönlichkeit eines Menschen, mehr oder weniger intensiv, seltener oder häufiger. Welche Bedeutung diese Auseinandersetzung für jeden Einzelnen haben kann, verdeutlichen die unten aufgeführten Definitionen von Biografie.

Abschließend sei angemerkt, dass die alten Menschen „diese Erinnerungen länger bewahren können, wenn ihnen Gelegenheiten geboten werden, davon zu erzählen“ (Schweitzer, Bruce a. a. O., S. 43).
Dies zeigt, dass bereits das biografische Arbeiten eine therapeutische Intervention darstellt.

4.1 Begriff der Biografiearbeit

Nach der Darstellung der theoretischen Grundlagen zur Biografiearbeit wird in diesem Kapitel neben der Vorstellung von Instrumenten der Datenerhebung und Möglichkeiten der Datenauswertung der Frage „Was ist Biografiearbeit?“ nachgegangen und ihre Bedeutung für die ergotherapeutische Arbeit wird analysiert. Außerdem werden die Methoden der Gesprächsführung und des freien Beobachtens vorgestellt sowie wesentliche Aspekte der Vorgehensweise.

Einführend soll aufgezeigt werden, was unter der Begrifflichkeit „Biografiearbeit“ verstanden wird. Dafür wurden verschiedene Begriffsbestimmungen ausgewählt:

„Biografiearbeit ist der Versuch, Mensch-Sein als Körper, Geist und Seele in den individuellen, gesellschaftlichen und tiefenpsychologischen Dimensionen wahrzunehmen. In der Rückschau auf das eigene Leben geschieht Einbettung in das gesellschaftliche Leben. In der Schau auf das gesellschaftliche Leben wächst Verständnis für das Eigene. Biografiearbeit ermöglicht, sich sinnhaft als Bestandteil eines Kontinuums zu definieren. Es ist banal: Lebensgeschichte und damit auch Biografiearbeit endet nicht im Alter, endet nicht mit der Beschließung bestimmter Lebensabschnitte. Auch Altern ist ein kontinuierlicher Prozess, der mit Wachstum bis zum Tod verbunden sein kann. Biografiearbeit ist mehr Prozess als Produkt“ (Ruhe 2009, S. 134).

Eine weitere Begriffsbestimmung lässt sich bei Hölzle (2011, S. 31) finden. Sie schreibt:
„Biografie bedeutet Lebensbeschreibung (das griechische Wort bios = Leben, gra´phein = schreiben, zeichnen, abbilden, darstellen). Der Begriff deutet bereits an, dass eine Biografie kein passives Abbild eines Lebens darstellt, sondern das eine Lebensbeschreibung ein Gestaltungsprodukt ist, ein Ergebnis von reflexiven, selektiven und gestaltenden Prozessen. Der Begriff ‚Arbeit' im Kontext von Biografie verweist auf einen absichtsvollen, bewussten, zielgerichteten und aktiven Prozess. Der Begriff ‚Biografiearbeit' wird im professionellen Kontext in zweifacher Hinsicht verwendet (vgl. Klingenberger 2003).
Biografiearbeit meint zum einen die Beschäftigung und Auseinandersetzung mit der eigenen Lebensgeschichte – die ‚biografische Selbstreflexion' (vgl. Gudjons et al. 2008, S. 13), zum anderen die Anleitung und aktive Gestaltung des biografischen Arbeitens mit Individuen und Gruppen.“

Specht-Tomann (2009, S. 2) schreibt: „Im Zentrum der Biografiearbeit stehen lebensgeschichtliche Gespräche, in denen unterschiedlichste Aspekte der individuellen Lebensgeschichte beleuchtet und berichtet werden.“

Enßle führt folgende Begriffsbestimmung bezüglich der Biografiearbeit an: „Biografiearbeit meint nicht nur die Arbeit der Betreuungsperson *an*, sondern auch *mit* der Lebensgeschichte des älteren Menschen durch das gezielte Erinnern an frühere Ereignisse" (Enßle 2010, S. 11).

Im Internet findet man u.a. folgende Definition:
„Lebensbeschreibung von Personen, wobei äußere Ereignisse und innere Entwicklungen gleichermaßen Berücksichtigung finden können" (www.ku-eichstaett.de/Bibiothek/benutzung/woerterbuch/woerterbuch_b.en).

In Bezug auf Menschen, die an einer Demenz erkrankt sind, definiert das Alzheimer Forum Biografiearbeit wie folgt: „Biografiearbeit heißt Puzzleteile aus dem sich allmählich auflösenden Bild der Lebensgeschichte zu sammeln und so zusammenzufügen, dass der Kranke nicht mehr als unbeschriebenes Blatt erscheint" (www.alzheimerforum.de/3/1/6/4/biograph.html).

Diese Begriffsbestimmungen zeigen auf, dass die Biografiearbeit sowohl ein individueller Prozess ist, aber auch im gesellschaftlichen Kontext gesehen werden muss – es handelt sich um einen wechselseitigen Prozess zwischen Individuum und Gesellschaft.
Deshalb ist es wichtig, sich mit gesellschaftlichen Ereignissen vertraut zu machen und sich ihres Einflusses auf das Individuum bewusst zu sein.

Im Rahmen der Biografiearbeit muss deutlich gemacht werden, dass eine Datenerhebung bis zum aktuellen Zeitpunkt der Befragung erfolgt. Die Biografie der Person ist mit der Erhebung aber nicht abgeschlossen. Das heißt, dass die zu einem bestimmten Tag aufgenommenen Daten der Vollständigkeit halber ständig ergänzt werden müssen.

Im Unterricht an der Berufsfachschule für Ergotherapie in Neumünster wurden zum Wort „Biografiearbeit" von den Schülern folgende Assoziationen zusammengetragen:

- Das ganze Leben
- Sozialisation
- Höhen und Tiefen
- Subjektiv/Objektiv
- Kindheit/Jugend/Erwachsenenalter
- Rollen
- Entwicklung
- Arbeit/Freizeit/Familie
- Einflüsse
- Werte
- Eigene Schicksalsschläge
- Reflexion
- Lebensart
- Bilanz
- Wünsche/Träume
- Privatsphäre
- Zeitgeschichte

Die hier gesammelten Begriffe zeigen ebenfalls auf, dass eine Wechselbeziehung zwischen der Person und der Gesellschaft besteht. Die folgende Tabelle nimmt eine Kategorisierung vor.
Eine eindeutige Trennung ist nicht bei allen Begriffen möglich. Deshalb wurde hier bei der Zuordnung eine Gewichtung nach der Größe der Einflussnahme der Person oder der Gesellschaft vorgenommen:

Person	Gesellschaft
▪ das ganze Leben ▪ Sozialisation ▪ Höhen und Tiefen ▪ **objektiv und subjektiv** ▪ Kindheit/Jugend/Erwachsenenalter ▪ Rollen ▪ Entwicklung ▪ Arbeit/Freizeit/Familie ▪ Einflüsse ▪ **Werte** ▪ eigene Schicksalsschläge ▪ **Reflexion** ▪ **Lebensart** ▪ **Bilanz** ▪ Zeitgeschichte ▪ Wünsche/Träume ▪ **Privatsphäre**	▪ das ganze Leben ▪ Sozialisation ▪ Höhen und Tiefen ▪ Kindheit/Jugend/Erwachsenenalter ▪ Rollen ▪ Entwicklung ▪ Arbeit/Freizeit/Familie ▪ Einflüsse ▪ eigene Schicksalsschläge ▪ Zeitgeschichte ▪ Wünsche/Träume

Abb. 2: Kategorisierung von Biografiebegrifflichkeiten

Diese Aufteilung verdeutlicht noch einmal, dass beide Bereiche „Person“ und „Gesellschaft“ stark miteinander verbunden sind und sich gegenseitig beeinflussen. Lediglich die hervorgehobenen Begriffe sind solche, die nur die Person betreffen. Betrachtet man diese Abhängigkeiten, kann man erkennen, dass es für die therapeutische Arbeit von Bedeutung ist, Kenntnis über das Zeitgeschehen zu haben, in dem der Bewohner sein Leben bis heute gelebt hat und das ihn beeinflusst und prägt. Diese Kenntnis kann dem Therapeuten helfen, den alten Menschen in seinen Gewohnheiten und „Eigenarten“ besser zu verstehen.

Wenn die zu behandelnde Person aufgrund ihrer Beeinträchtigung nicht mehr in der Lage ist, auszudrücken, welche Behandlungsziele ihr wichtig sind, an welchen Therapieangeboten sie Spaß hätte und welche Angebote sie motivieren würden, dann kann die Biografiearbeit in Verbindung mit der Berücksichtigung der Zeitgeschichte ein Instrument darstellen, das dem Therapeuten hilft, eine passende Vorgehensweise zu wählen.

4.2 Die Bedeutung der Biografiearbeit für die ergotherapeutische Arbeit

Auf verschiedene Formen der Datenerhebung und die Nutzungsmöglichkeiten der Biografiearbeit in der Ergotherapie wird in diesem Buch später eingegangen.
Vorab ist es sinnvoll, das geriatrische Arbeitsfeld genauer zu betrachten und die Bedeutung der Biografiearbeit aufzuzeigen.
Je nach Arbeitsgebiet kann die Biografiearbeit in unterschiedlicher Weise erfolgen. Außerdem bietet sie die Grundlage für die ergotherapeutische, personzentrierte Behandlung.

Die ergotherapeutische Arbeit lässt sich im geriatrischen Arbeitsfeld in drei Bereiche einteilen:

1. Langzeitbereich

In diesem Bereich arbeitet der Therapeut mit Bewohnern, die auf eigenen Wunsch, auf Anraten anderer Personen oder manchmal auch gegen ihren Willen in einem Alten- oder Pflegeheim leben.
Der alte Mensch zieht aus unterschiedlichen Gründen in eine altengerechte Umgebung. Diese Gründe können eine Multimorbidität darstellen oder die Person hat eine Erkrankung, die es ihr nicht mehr ermöglicht, in den eigenen vier Wänden zu leben.
Diese Bewohner haben ihre gewohnte Umgebung verlassen und haben die Phase der Neuorientierung, d.h. die Annahme der Institution als ihr neues Zuhause, durchlaufen oder befinden sich noch in diesem Prozess, wenn der Ergotherapeut mit ihnen zu arbeiten beginnt.
Wichtig ist es, als Therapeut zu erkennen, in welcher Phase der Bewältigung sich der Bewohner befindet, um ihn im Orientierungsprozess mit unterstützenden Therapieangeboten begleiten zu können. Dafür ist es bedeutsam, die einzelnen Phasen zu kennen und sich mit den möglichen emotionalen Reaktionen vertraut zu machen.
Die Biografiearbeit ist hier ein unterstützendes Medium, um den Bewohner zu verstehen und ihm somit die Akzeptanz für diesen Lebensabschnitt zu erleichtern und das Wohlbefinden zu ermöglichen.
Auf der Basis der Biografiearbeit entwickelte gezielte Therapieangebote können den Bewohner unterstützen, seine neue Lebenssituation besser anzunehmen.

Der alte Mensch kann bei einem Einzug in das Heim verschiedene Bewältigungsphasen durchlaufen. Wie lange sich eine Person in einer der Phasen befindet, ist individuell unterschiedlich und wird durch ihre Biografie beeinflusst:

1. Phase
   Phase des Abschieds verbunden mit Emotionen wie zum Beispiel:
   Wut, Traurigkeit, Ärger, Angst, Zweifel oder aber Erleichterung und Zufriedenheit

2. Phase
   Phase des Akzeptierens verbunden mit Emotionen wie zum Beispiel:
   Angst, Dankbarkeit, Erleichterung und Hinnahme

3a. Phase
   Phase der Annahme verbunden mit Emotionen wie zum Beispiel:
   Erleichterung, Entlastung, Entspannung, Freude und Ruhe

   oder

3b. Phase
   Phase der Verweigerung verbunden mit Emotionen wie zum Beispiel:
   Aggression, Ablehnung, Wut, Verzweiflung, Resignation und Aufgabe

In der ersten Phase nimmt der alte Mensch Abschied von seinem bisherigen Lebensumfeld. Dieser Abschied ist verbunden mit unterschiedlichen Emotionen, die sich im Verlauf dieser Phase abwechseln oder aber auch parallel nebeneinander bestehen können. Der alte Mensch kann zum Beispiel Wut gegenüber der Situation an sich empfinden, aber auch zum Beispiel Wut gegenüber seinen Angehörigen, wenn der Einzug in die Einrichtung nicht freiwillig erfolgte, sondern von diesen veranlasst wurde.
In der Regel überkommen die Person Zweifel, ob die Entscheidung, in eine Einrichtung zu ziehen auch der richtige Weg ist. Diesem Zweifeln kann aber gleichzeitig auch Erleichterung gegenüberstehen. Der alte Mensch ist erleichtert, dass er Entlastung bekommt und sich nicht mehr um so viele Dinge kümmern muss, die ihm vielleicht schwerfallen.

In der Phase des Abschieds und in der Phase des Akzeptierens kann es zu Gefühlen der Angst kommen. Beim Heimeinzug übernimmt die Person eine neue Rolle, die des Bewohners. Eine neue Rolle ist immer mit Rollenerwartungen verbunden. Auch im Alter können neue und unbekannte Situationen und die mit ihnen verbundenen Erwartungen Angst auslösen.

In der zweiten Phase setzt sich der Bewohner weiter mit seiner neuen Lebenssituation auseinander. Akzeptiert er seine neue Situation, wird er in die Phase des

Annehmens übergehen und sich in der Einrichtung wohlfühlen und seine neue Lebenssituation entsprechend seiner Möglichkeiten gestalten.

Viele Bewohner wechseln von der Phase des Abschieds aber auch in die Phase der Verweigerung und können sich in ihrer neuen Lebenssituation nicht zurechtfinden. Diese alten Menschen sind unzufrieden und lehnen das Leben in der Einrichtung ab. In ihrem Verhalten im Alltag zeigen sie Wut und Resignation. Gerade mit diesen Bewohnern ist es schwer in Kontakt zu kommen. Sie lehnen in der Regel jeglichen Kontakt zu anderen Bewohnern und zu den Therapeuten ab. Aber gerade für diese Zielgruppe ist die ergotherapeutische Begleitung von großer Bedeutung, um eine Selbstaufgabe und die Auswirkungen des sogenannten Hospitalismus zu verhindern. Oft ist der Einstieg über die Einzeltherapie eine Möglichkeit, um diese Menschen auf ihrem neuen Weg zu begleiten und die neue Lebenssituation für diese Menschen lebenswerter zu gestalten.
Auch diesen älteren Menschen kann die Phase der Annahme gelingen. Erfahrungsgemäß ist der Weg dorthin jedoch viel langwieriger und für die Person mit deutlich mehr emotionaler Belastung verbunden. Es gibt auch viele Menschen, denen diese Phase verwehrt bleibt.

Je nachdem, unter welchen Umständen der alte Mensch in die Institution eingezogen ist, durchläuft er die drei Phasen oder einige von ihnen verbunden mit unterschiedlichen, durch seine Biografie bedingten, Emotionen.
Die beiden u. a. Abbildungen zeigen den typischen Verlauf, den ein alter Mensch in der Regel emotional durchläuft, wenn er sein gewohntes Umfeld verlässt.

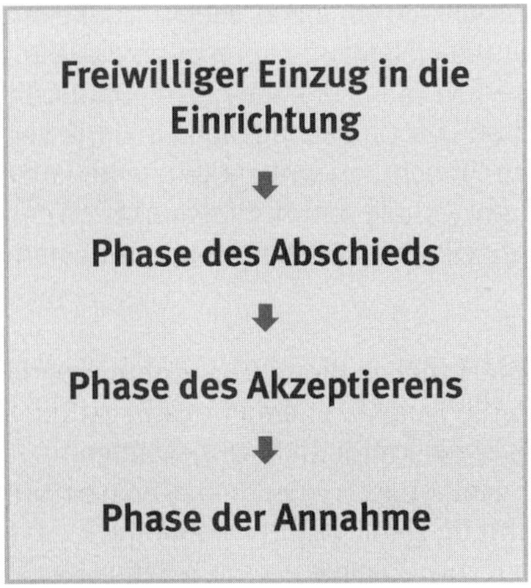

Freiwilliger Einzug in die Einrichtung

⬇

Phase des Abschieds

⬇

Phase des Akzeptierens

⬇

Phase der Annahme

Abb. 3: Freiwilliger Einzug des alten Menschen in eine Einrichtung

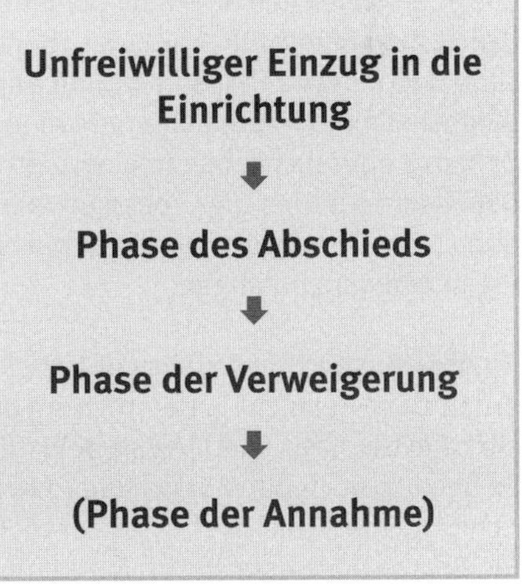

Abb. 4: Unfreiwilliger Einzug des alten Menschen in eine Einrichtung

Je nachdem, in welcher Phase der Bewohner sich befindet, ist die Therapie und das therapeutische Verhalten der Situation angemessen zu gestalten. Das bedeutet, dass bei der Interaktion mit der Person der emotionale Zustand berücksichtigt werden muss. Zum Beispiel ist es wichtig zu berücksichtigen, welche Themen in der Therapie bearbeitet werden und der Therapeut muss eine Sensibilität dafür entwickeln, über welche Themen er mit dem alten Menschen spricht.

Die Biografiearbeit kann eine Möglichkeit sein, um auch zu Personen, die unfreiwillig in die Einrichtung gezogen sind, einen Zugang zu bekommen. Das Erzählen über persönliche Dinge, die einem Menschen wichtig sind, kann der Schlüssel dafür sein, dass die Person ihre neue Umgebung und die neue Lebenssituation annehmen kann.

Als Therapeut ist es wichtig, sich bewusst zu machen, dass die Einrichtung ab dem Zeitpunkt des Einzugs das Zuhause für den alten Menschen darstellt. Es ist zum Verständnis der Bewohner und ihrer Verhaltensweisen unabdingbar, sich in diese für den Bewohner neue Situation hineinzuversetzen und zu berücksichtigen, unter welchen Umständen der Einzug des Bewohners erfolgte.

2. Akutbereich

Hier ist die ergotherapeutische Tätigkeit in Akut- und Rehabilitationseinrichtungen einzuordnen. Die alten Menschen befinden sich direkt nach einer Erkrankung oder Verletzung in dieser Einrichtung und sind je nach Diagnose für einen begrenzten Zeitraum stationär aufgenommen.

Die dort arbeitenden Therapeuten geben die Erstversorgung. Auch in diesem Tätigkeitsbereich ist es wichtig, biografisch zu arbeiten. Anhand der Ausführungen des alten Menschen über sein bisheriges Leben und vor allem, wie er Tätigkeiten bisher ausgeführt hat, kann der Therapeut die Zielsetzung optimal an die Wünsche und an die Lebensumstände anpassen. Er muss in kurzer Aufenthaltszeit möglichst viele Teilziele der Person erreichen und sie bestmöglich auf ihr Leben Zuhause oder das Leben in einer betreuten Einrichtung vorbereiten. Je genauer der Therapeut über die Lebensgewohnheiten, Rituale und Bedeutsamkeiten des alten Menschen informiert ist, desto besser gelingt die Rückführung zu selbständigen Alltagshandlungen.

Im Anschluss an diese Zeit geht die Person zurück in die eigene Wohnung und erhält dort vielleicht Unterstützung durch die Familie, einen Pflegedienst oder sie ist in der Lage, ihren Alltag selbständig ohne fremde Hilfe zu bewältigen.

Es besteht auch die Möglichkeit, dass der alte Mensch von der stationären Einrichtung aus direkt in eine Senioreneinrichtung zieht. Oder es kommt vor, dass die Person nach dem stationären Aufenthalt zurück in die eigene Wohnung geht und dann nach kurzer Zeit feststellen muss, dass sie nicht mehr zur selbständigen Lebensführung in der Lage ist und dann in ein Altenheim einziehen muss. In diesem Fall durchläuft der alte Mensch die Phasen des Heimeinzugs wie oben beschrieben.

3. Ambulanter Bereich
In diesem Tätigkeitsfeld arbeiten die Therapeuten mit alten Menschen, die im Anschluss an die stationäre Behandlung wieder in ihr gewohntes Lebensumfeld, also in ihre eigene Wohnung zurückkehren können. Mit Unterstützung des Partners, Familienangehöriger, Nachbarn oder des Pflegedienstes sind sie in der Lage, in den eigenen vier Wänden zu leben. Oftmals kommen die alten Menschen mit Einschränkungen aus der Klinik zurück, die ihnen eine gewohnte Lebensführung gar nicht mehr oder über einen undefinierten Zeitraum nicht mehr ermöglichen. Zu erfahren, wie der alte Mensch vor der Erkrankung sein Leben gestaltet hat, ist für den therapeutischen Prozess und somit für die Therapiegestaltung und die Motivation der Person ein wesentlicher Aspekt.

Auch bei der Auseinandersetzung mit der eigenen Erkrankung ist es in der Regel so, dass der alte Mensch verschiedene Stadien der Emotionen durchläuft. Diese Stadien sind bei jedem Menschen bezüglich der Dauer unterschiedlich ausgeprägt und ein Wechsel zu einer bereits durchlaufenen Phase ist möglich. In welcher Phase der alte Mensch sich gerade befindet, hängt davon ab, wie lange der Eintritt der Erkrankung zurückliegt.

Bei der Biografiearbeit sind sowohl die Bewältigungsphasen beim Einzug in eine Einrichtung, als auch die Emotionsphasen zu berücksichtigen. Alte Menschen, die gerade erst in eine Einrichtung gezogen sind oder die noch am Anfang ihrer „Patientenrolle“ stehen, sind in der Regel emotional sehr betroffen und wenig stabil. Das Reden über persönliche Themen wird bei ihnen mit Sicherheit eine stärkere emotionale Reaktion auslösen als bei Personen, die sich schon länger mit ihrer Erkrankung auseinandersetzen konnten.
Auf der anderen Seite kann es aber auch sein, dass gerade die in eine Einrichtung neu eingezogenen Bewohner oder erst vor kurzem erkrankte Menschen noch ein hohes Bedürfnis haben, an alte Fähigkeiten anzuknüpfen.
Es zeigt sich, dass das Berücksichtigen der individuellen Situation ein wesentlicher Bestandteil der Therapie ist.

Außerdem ist zu beachten, dass im Fachbereich Geriatrie mit einer sehr unterschiedlich betroffenen Klientel gearbeitet wird.
In den drei aufgeführten Bereichen können die alten Menschen entweder „nur“ von körperlichen oder „nur“ von kognitiven Einschränkungen betroffen sein oder sie haben sowohl körperliche als auch kognitive Symptome.
Diejenigen, die körperliche Symptome zeigen, sind in der Lage, auf Fragen genau Auskunft zu geben und Aufforderungen im Rahmen ihrer Möglichkeiten nachzukommen. Es liegen also keine Verständnisprobleme vor. Diese Menschen können

genau äußern was sie möchten und wie sie bisher Handlungen ausgeführt haben und wie sie dies auch in Zukunft gerne tun möchten. Mit diesen älteren Menschen kann die Biografiearbeit persönlich erfolgen. Wenn man möchte, können ergänzend Angehörige befragt werden.

In der Geriatrie arbeitet der Ergotherapeut auch mit Menschen, die aufgrund ihrer kognitiven Symptome keine aussagekräftigen Informationen über ihre Biografie geben können. Sie haben in der Regel nicht die Möglichkeit, Angaben über bisherige Vorgehensweisen, Rituale oder Bedeutsamkeiten in ihrem Leben zu machen. In diesem Fall ist der Therapeut auf Aussagen von Bezugspersonen angewiesen. Stehen keine Bezugspersonen zur Verfügung, dann kann die Biografie nur anhand von Beobachtungen aller Personen, die mit dem alten Menschen arbeiten, zusammengetragen werden.

Oft wird argumentiert, das Führen einer ausführlichen Biografie sei zu zeitintensiv und es reiche aus, nur Teilinformationen über den alten Menschen zu haben, die den derzeitigen Therapieprozess beträfen. Diese Sichtweise führt aber dazu, dass der Therapieprozess sich verlängern kann und dass keine personzentrierte Therapie durchgeführt wird. Das ausführliche Biografiegespräch zu Beginn der Behandlung nimmt zwar zuerst Zeit in Anspruch, danach kann die Therapie aber effektiver gestaltet werden, was wiederum zu schnelleren Therapieerfolgen führt.

Beachtet der Ergotherapeut bei der Arbeit mit der geriatrischen Klientel die Vorlieben, Abneigungen, Rituale und Vorgehensweisen des alten Menschen, wird er bei der Behandlung wesentlich schneller zu Behandlungserfolgen kommen und die Person ist deutlich motivierter bei der Therapie. Dadurch, dass dem alten Menschen bekannte Tätigkeiten und Vorgehensweisen in den Therapieprozess eingebaut werden, erhält er Sicherheit.

Das biografische Arbeiten unterstützt den ergotherapeutischen Therapieprozess primär im Themenbereich „Sammeln von Informationen über die Person, ihre Lebenssituation und Probleme".
Sekundär hat das Wissen um die Biografie des alten Menschen Bedeutung und Einfluss für den Bereich „Zielsetzung der Behandlung besprechen und festlegen", „Prioritäten benennen" und „Durchführung der Therapie". Wenn der Therapeut um die Lebensgeschichte der Person weiß, kann er diese in die hier genannten Themenbereiche des ergotherapeutischen Prozesses einfließen lassen.

Eine große Gruppe von Menschen, mit denen Ergotherapeuten in der Geriatrie zusammenarbeiten, sind die Personen, die an Demenz erkrankt sind und kognitive Defizite zeigen. In der Zusammenarbeit mit an Demenz erkrankten Menschen, beziehungsweise Menschen, die in ihrem Erinnerungsvermögen eingeschränkt

sind, ist es sinnvoll und zum Teil unumgänglich, die Biografiearbeit auch über dritte Personen durchzuführen.
Zu beachten ist dabei aber, dass es sicherlich Ereignisse gibt, von denen nur der alte Mensch selbst Kenntnis hat und die somit nur er erzählen könnte. Oder die Ereignisse waren so individuell und vielleicht prägend, dass eine dritte Person ihre Bedeutung/Wichtigkeit nicht darlegen kann, wie die betroffene Person selbst.

Exkurs:
Für die Biografiearbeit ist es wichtig, sich bewusst zu machen, in welchem Stadium der Demenz sich eine Person befindet. Dieses Wissen ist entscheidend, ob das Biografiegespräch mit der Person selbst geführt werden kann, beziehungsweise, welcher Realitätsgehalt den Erzählungen beizumessen ist. Kann man als Therapeut nicht einschätzen, ob die Informationen der Realität entsprechen, sollte, wenn möglich, bei Angehörigen nachgefragt werden. Ist dies nicht möglich, ist es empfehlenswert, anhand weiterer Beobachtungen eine Verifizierung vorzunehmen.

Die Demenz lässt sich in drei Stadien einteilen (vgl. Schneider-Schelte 2011, S. 22 f.).

1. Stadium: Frühes Stadium
   In diesem Stadium zeigen sich folgende Symptome: Das Kurzzeitgedächtnis der Person ist betroffen. Das hat zur Folge, dass der Mensch sich nicht oder nur lückenhaft an kurz zurückliegende Ereignisse erinnern kann. Außerdem hat der Mensch Probleme in der Wortwahl, und in einer fremden Umgebung kann es zu Orientierungsschwierigkeiten kommen. Zielgerichtete Handlungen fallen schwer und die Person benötigt bei der Verrichtung von Aktivitäten mehr Zeit.
   Die betroffene Person erkennt, dass sie Schwierigkeiten im Alltag hat und versucht, diese ihrem Umfeld gegenüber zu verschleiern.

2. Stadium: Mittleres Stadium
   Die im ersten Stadium benannten Symptome verschlimmern sich. Das heißt, der Mensch findet sich auch in einer ihm bekannten Umgebung nicht zurecht und das Sprachverständnis verschlechtert sich.
   Es kann bei Unverständnis zu aggressiven Reaktionen des dementen Menschen kommen und die Person versucht, ihre Selbständigkeit zu halten und lehnt Hilfsangebote ab.

3. Stadium: Spätes Stadium
   Der demente Mensch ist in der Regel vollständig auf Hilfe angewiesen und leidet unter Essstörungen. Neben großen Problemen beim Sprechen (oftmals

geben die Personen nur noch einzelne Worte oder Laute von sich) sind die Personen inkontinent. Das Immunsystem dieser Personengruppe ist sehr geschwächt, was häufig zu einer Pneumonie führt; dies ist die häufigste Todesursache bei Menschen, die an einer Demenz erkrankt sind.

Aufgrund der hier aufgezeigten Stadieneinteilung lässt sich erkennen, dass Personen mit einer Demenz im ersten Stadium gut an einem biografischen Interview oder anderen gesprächsorientierten Erhebungsformen teilnehmen können. Bei Menschen, die sich im mittleren Stadium einer Demenz befinden, sollte auf aktivitätsorientierte Angebote zurückgegriffen werden. Jedoch ist diese Einteilung auf jeden Fall immer individuell zu sehen. Das heißt, dass vielleicht bei Menschen zu Beginn des mittleren Stadiums durchaus eine gesprächsorientierte Erhebung möglich ist, wenn das Setting den Fähigkeiten der Person angepasst ist.

Wichtig ist, sich zu vergegenwärtigen, dass man durch Dritte eine gefilterte Biografieerzählung erhält. Die Angehörigen haben ihre eigene Wahrnehmung der Biografie des Elternteils und sehen vielleicht einige Ereignisse anders, als der alte Mensch diese wiedergeben würde. Die Angehörigen werden eine andere Entscheidung darüber treffen, was wichtig ist zu erzählen. Außerdem ist es ihnen vielleicht unangenehm, sich zu bestimmten Themen zu äußern. Dies sollte man bei der Auswertung und Nutzung der Daten beachten.
Hat man als Therapeut aber nicht die Möglichkeit mit dem alten Menschen direkt in biografischen Kontakt zu kommen, so ist die Information der Angehörigen oft das einzige Bindeglied zum Betroffenen. Auf jeden Fall müssen dann Familienangehörige oder Freunde als Informationsquelle genutzt werden.

Man sollte sich aber auch bewusst sein, dass auch nicht kognitiv betroffene Patienten dem Interviewer vielleicht nicht alles erzählen, sondern die Informationen filtern oder vielleicht auch beschönigen. Dies ist dann zu respektieren und es ist zu akzeptieren, dass die Person ihre Gründe dafür hat. Es kann aber sein, dass die Person bei einem späteren Kontakt andere Informationen gibt oder die Informationen in einen anderen Kontext, als im Biografiegespräch stellt. Die Erfahrung zeigt, dass Betätigungen ein gutes Medium sind, damit die Personen aus ihrem Leben erzählen.

Da zum Beispiel demente Menschen im fortgeschrittenen Krankheitsstadium nicht mehr in der Lage sind, sich selbständig über nah zurückliegende Ereignisse und derzeitige Bedürfnisse zu artikulieren, ist es gerade bei ihnen sehr wichtig, möglichst viel über Lebensgewohnheiten, Vorlieben, Abneigungen und Hobbys zu erfahren. Nur dann besteht die Möglichkeit, den Werten, Bedürfnissen und Vorstellungen der Person entsprechend zu handeln.
Außerdem bietet die Biografiearbeit dem dementen Menschen einen Rahmen, in dem er seine Erinnerungen mitteilen kann. Dieses Mitteilen kann der Person

Sicherheit geben und sie kann ihrem Gegenüber zu verstehen geben, was ihr wichtig war und ist. Auf Nachfrage erinnern sich die alten Menschen gerne und teilen in der Regel diese Erinnerungen auch gerne anderen Menschen mit. Das Langzeitgedächtnis dieser Personengruppe ist in der Regel wesentlich länger zugängig, als das Kurzzeitgedächtnis. Im Langzeitgedächtnis sind oft noch viele Erinnerungen vorhanden, die wertvolle Informationen über das bisherige Leben des alten Menschen preisgeben.

Alte Menschen, die in ein Alten- oder Pflegeheim einziehen müssen oder wollen, verlieren einen Teil ihrer bisherigen Identität und ihres persönlichen Umfeldes. Ihnen bleibt aber ihre Biografie, ihre persönliche Lebensgeschichte, die ihnen keiner nehmen kann. Wichtig ist es jetzt, die Personen in ihrem neuen Lebensabschnitt zu unterstützen. Und gerade hierbei ist der Ansatz der Biografiearbeit von großer Bedeutung, weil sie Sicherheit und Geborgenheit geben kann. Auch wenn die Aktivitäten aufgrund der Erkrankung adaptiert werden müssen und dadurch von den bisherigen Gewohnheiten abweichen, schafft diese therapeutische Vorgehensweise beim alten Menschen Vertrauen zum Therapeuten, da der alte Mensch sich als Individuum gesehen und angenommen fühlt.

In einer Klinik tätige Ergotherapeuten, die eine Biografie über die zu behandelnde Person erhoben haben, sollten ihr diese unbedingt mitgeben, damit andere Berufsgruppen, die die Behandlung weiterführen, davon profitieren können. Die weiterführende Behandlung kann dann direkt und alltagsnah ansetzen.

Ergotherapeuten, die in einer ergotherapeutischen Praxis tätig sind und den Patienten in seinem gewohnten Lebensumfeld behandeln, können anhand eines Biografiegesprächs ihre Therapieplanung gezielt vornehmen. Sie können den alten Menschen in seinem Tun und Handeln und in seinem gewohnten Lebensumfeld besser verstehen und begleiten. Die Biografie sollte allen am Therapieprozess beteiligten Berufsgruppen mitgeteilt werden. Es besteht dann eine gemeinsame Basis, um den alten Menschen in seinem Alltag zu unterstützen.

Eine so auf die Person abgestimmte individuelle Vorgehensweise steigert ihre Motivation und fördert den Therapieprozess.
Welche Möglichkeiten der Datenerhebung und -auswertung genutzt werden können, wird in den Kapiteln 4 und 5 aufgezeigt.

An der Berufsfachschule für Ergotherapie in Neumünster wurden Schülerinnen und Schüler befragt, was sie mit dem Begriff „Biografiearbeit“ für die ergotherapeutische Arbeit verbinden. Genannt wurde Folgendes:

- Eingehen auf den alten Menschen: Die Biografiearbeit ermöglicht, die Bedürfnisse der Person zu erkennen und sie in ihrer Person wahrzunehmen.

- Man kommt gut ins Gespräch und lernt sich besser kennen: Man hat schnell Themen, über die man sich unterhalten kann; auch ohne viel Vorbereitung.
- Vertrauensaufbau zu dem alten Menschen: Der alte Mensch erkennt, dass seine Lebensgeschichte wichtig ist; es kann sich ein Vertrauensverhältnis entwickeln.
- Interessen, Vorlieben, Gewohnheiten des alten Menschen erkennen: Das Wissen darum erleichtert die Therapieplanung.
- Die Entwicklung von Wertigkeiten des alten Menschen erfahren: Verhaltensweisen und Reaktionen können von Seiten des Therapeuten besser nachvollzogen werden.
- Informationen über Krisen- und Konfliktsituationen erhalten und ihre Bewältigungsstrategien: Gerade Krisen und Konfliktsituationen haben einen Menschen geprägt. Das Wissen darüber lässt den Therapeuten den alten Menschen in seinem Handeln besser verstehen.
- Anpassen der Zielsetzung an den alten Menschen: Ohne das Wissen über den Menschen kann keine personzentrierte Zielsetzung erarbeitet werden.
- Personzentriertes Arbeiten möglich: Diese Vorgehensweise ist ohne Kenntnis über den alten Menschen nicht gegeben.
- Die Umwelt an den alten Menschen besser anpassen können: Wenn der Ergotherapeut Einblick über die Umwelt hat, in der sich der alte Mensch künftig aufhalten wird, kann diese an seine derzeitigen Bedürfnisse so gut es geht adaptiert werden.
- Persönliche Therapieangebote anbieten können, die die Motivation des alten Menschen fördern: Weiß der Therapeut um Vorlieben und Abneigungen, ist es ihm möglich, personzentrierte Therapieangebote anzubieten. Dies fördert immer die Motivation, was sich wiederum positiv auf die Behandlung auswirkt.
- Ganzheitliches Arbeiten: Bei der Biografieerhebung geht es neben der Erhebung persönlicher Daten auch um die Erhebung der Daten bezüglich der sozialen und räumlichen Umwelt.
- Rollen erkennen, die für den Betroffenen wichtig/unwichtig waren/sind: Dies ist ein wesentlicher Gesichtspunkt, um am sozialen Leben zufriedenstellend teilnehmen zu können.
- Familiensituation erkennen: Diese Situation beeinflusst oftmals die emotionale Befindlichkeit eines Menschen.
- Informationen über den sozialen Hintergrund bekommen: Das Wissen darum erleichtert den Umgang mit dem alten Menschen. Welche Person kann in den Therapieprozess vielleicht eingebunden werden?
- Frühere Hobbys aufnehmen: Eventuell besteht die Möglichkeit, innerhalb der Therapie an ehemalige Hobbys und Interessen anzuknüpfen.
- Auseinandersetzung mit der Person: Wahrnehmen der Person, die wir auf ihrem Lebensweg begleiten.
- Wahren der Persönlichkeit des alten Menschen: Der alte Mensch hat viel erlebt und viele Ereignisse haben ihn geprägt. Das Auseinandersetzen mit sei-

ner Biografie bedeutet auch gleichzeitig die Auseinandersetzung mit seiner Persönlichkeit.

- Lebenseinstellungen erkennen: Durch ihre Kenntnis kann beim Ergotherapeuten zum Beispiel Verständnis für das Verhalten des alten Menschen in Bezug auf den Umgang mit seiner Krankheit erzeugt werden.
- Einschneidende Erlebnisse erfahren: Diese Erlebnisse prägen den Menschen und bestimmen seine Verhaltensweisen in der Gegenwart. Verhaltensweisen des alten Menschen können besser verstanden werden.
- Verstehen von Aussagen dementer Menschen: Durch das Wissen um die Lebensgeschichte einer dementen Person kann es dem Ergotherapeuten leichter fallen, Aussagen dieser Person besser zu verstehen und in die Situation einzuordnen.
- Wünsche des alten Menschen erfahren und bei der täglichen Arbeit berücksichtigen: Hierzu kann das Biografiegespräch einen wesentlichen Beitrag leisten.
- Die Angehörigen mit dem Blick des alten Menschen sehen: Familienzusammenhänge, -befindlichkeiten werden durch die Erzählungen des alten Menschen aufgezeigt. Der Ergotherapeut kann Verhaltensweisen des alten Menschen seinen Angehörigen gegenüber und umgekehrt nachvollziehen.
- Bei dementen Menschen Kontakt zur Familie aufbauen: Diese Kontaktaufnahme ist unabdingbar, um mit den Angehörigen ein Biografiegespräch zu führen. Nur so ist eine personzentrierte Arbeit möglich. Angehörige können in den Therapieprozess eingebunden werden.
- Durch die Kenntnisse über das Leben Sicherheit für demente Menschen ermöglichen: Das Biografiewissen trägt erheblich dazu bei. Schnell kann auf die Bedürfnisse des alten Menschen reagiert werden.
- Die Familie befragen: Wenn möglich, sollten von der Familie ergänzende Informationen eingeholt werden. Eventuell werden verschiedene Wahrnehmungen deutlich.
- Information für das gesamte Team: Alle Personen, die mit dem alten Menschen zusammenarbeiten, müssen auf die Biografiedaten Zugriff erhalten und diese in der täglichen Arbeit mit dem alten Menschen umsetzen.
- Bei der Zusammenarbeit mit dem alten Menschen „Fettnäpfchen" vermeiden: Das Wissen um die Biografie ermöglicht dem Therapeuten, diese zu umgehen.
- Gefahr der emotionalen Bindung an den Bewohner; Probleme sich abzugrenzen: Das Wissen um die Lebensgeschichte des alten Menschen kann zu einer starken emotionalen Bindung führen, die es dem Ergotherapeuten schwer machen kann, sich abzugrenzen.

Diese Sammlung zeigt noch einmal auf, dass durch das Arbeiten mit der Biografie des alten Menschen eine ganzheitliche und personzentrierte Betrachtung des Menschen erfolgt.

Durch das Wissen und Einbinden der Biografie des Menschen ist es dem Therapeuten in seinem ergotherapeutischen Handeln möglich, Therapiemedien und Settings so auszuwählen und gegebenenfalls so zu adaptieren, dass diese zu dem alten Menschen passen, das heißt ihn ansprechen und für ihn von Bedeutung sind.
Der Ergotherapeut nimmt den alten Menschen dadurch als einen Partner wahr und kann ihn so partnerschaftlich in den Therapieprozess einbinden.

Exkurs:
An dieser Stelle soll erklärt werden, was unter der personzentrierten Arbeit zu verstehen ist.
Bei dieser therapeutischen Vorgehensweise steht die zu behandelnde Person im Mittelpunkt der Beziehung.
Anhand der durchgeführten Biografiearbeit erarbeiten die Person und der Therapeut gemeinsam, welche Ziele ihr wichtig sind und wozu sie trotz ihrer Beeinträchtigung gerne wieder (im Rahmen ihrer Möglichkeiten) fähig sein möchte. Der Therapeut zeigt der Person auf, welche möglichen Ziele erreicht werden könnten. Er stellt ihr dar, welche nötigen Eigenleistungen von ihr zu erbringen sind. Gemeinsam werden die angestrebten Ziele definiert und der Therapeut erklärt der Person nun die weitere Vorgehensweise für den Behandlungsprozess.
Während der Behandlungen halten der Therapeut und die zu behandelnde Person immer wieder Rücksprache und überprüfen, ob die angestrebten Ziele und die ausgewählte Vorgehensweise noch den Vorstellungen der Person entsprechen. Bei Bedarf werden Korrekturen vorgenommen, sei es bezüglich der Zielsetzung oder aber auch in der Wahl der Vorgehensweise. Die Person wird immer in die Entscheidungsprozesse einbezogen.
Verfasst der Therapeut Berichte für den behandelnden Arzt, werden diese vor der Weitergabe an den Arzt mit dem alten Menschen beziehungsweise mit den Bezugspersonen besprochen. Somit besteht zu jeder Zeit Transparenz für alle darüber, welche Informationen an den Arzt weitergegeben werden.

Nicht immer ist der alte Mensch in der Lage, Entscheidungen für sich zu treffen. Dies kann die unterschiedlichsten Ursachen haben und muss auf jeden Fall von dem behandelnden Therapeuten berücksichtigt werden.
Der Therapeut hat in diesem Fall die Aufgabe, die Entscheidungen für den alten Menschen nach bestem Wissen und Gewissen zu treffen. Dabei sind das vorhandene Umfeld des alten Menschen und die gewonnenen Informationen über die Person in dem Entscheidungsprozess zu berücksichtigen.
Der Vollständigkeit halber sei erwähnt, dass es in jedem der drei Arbeitsbereiche für die ergotherapeutische Arbeit unabdingbar ist, ergänzend eine dem Krankheitsbild des alten Menschen entsprechende Befunderhebung bezüglich der kognitiven und sensomotorischen Fähigkeiten und Fertigkeiten sowie seiner sozioemotionalen Befindlichkeit durchzuführen.

Welchen Stellenwert die Biografiearbeit in der geschichtlichen Entwicklung innehat, zeigt das folgende Zitat: „Auch bei der Behandlung von Krankheiten wurden schon im alten Griechenland der biografische Hintergrund und die konkreten Lebensumstände der Patienten mitbedacht. Zu nennen ist hier vor allem Hippokrates (460–377 v. Chr) ... Für ihn waren ein vorsichtiger, von Empathie bestimmter Umgang mit den Patienten und das Interesse an dessen Lebensumständen und Lebensgeschichten ein wichtiger Garant für erfolgreiches ärztliches Handeln. Einige seiner Schüler übernahmen diese Haltung und gaben sie ihrerseits wieder an Jüngere weiter. So lässt sich über die Jahrhunderte hinweg immer wieder der Einsatz der Biografiearbeit sowohl im therapeutischen wie auch im prophylaktischen Bereich von Präventionsmaßnahmen erkennen." (Specht-Tomann a. a. O., S. 2)

4.3 Gesprächsführung und Biografiearbeit

Die Form und Umsetzung der Gesprächsführung hat auch für ein Biografiegespräch einen hohen Stellenwert.
Mit ihr „steht und fällt" sozusagen ein Gespräch. Eine unangemessene – also eine nicht auf die Person ausgerichtete – Gesprächsführung und/oder ein unangemessenes Verhalten von Seiten des Interviewers kann dazu führen, dass ein Gespräch für eine oder beide Seiten unangenehm verläuft, so dass die Personen sich in der Situation nicht wohlfühlen.

Um dies zu vermeiden, sollten folgende Gesichtspunkte Beachtung finden.
Wichtig ist, dass das Führen von Gesprächen in einem nicht-therapeutischen Kontext geübt wird. Dadurch erhält man die Möglichkeit zu erfahren, wie man in einem Gespräch auf andere Menschen wirkt. So besteht die Möglichkeit, sich „trocken" mit den Techniken der Gesprächsführung vertraut zu machen. Und auch das Zuhören kann erlernt beziehungsweise trainiert werden.

Beim Führen eines Biografiegesprächs ist es hilfreich, dieses Gespräch nach den Erkenntnissen des Psychologen Carl R. Rogers (1902–1987) zu führen. Rogers hat sich seinerzeit mit der Form der Gesprächsführung und mit ihren therapeutischen Möglichkeiten auseinandergesetzt. Die klientenzentrierte Gesprächsführung, die Rogers entwickelt hat, stellt ursprünglich ein Instrumentarium für die psychologische Arbeit dar.
Dabei hat er wesentliche Aspekte herausgearbeitet, die einen bedeutsamen Einfluss auf die Entwicklung eines Gesprächs haben.

Zum einen das einfühlende Verstehen, also die Empathie. Dieses wird von Rogers so definiert, „dass der Therapeut ein präzises einfühlendes Verstehen für die persönliche Welt des Klienten entwickelt und dass er fähig ist, von den Fragmenten des so Verstandenen einiges Wesentliche mitzuteilen. Die innere Welt des Klienten mit ihren ganz persönlichen Bedeutungen so zu verspüren, als wäre

sie die eigene (doch ohne die Qualität des „als ob" zu verlieren)" (Rogers 1987, S. 216).
Laut Weinberger (vgl. 2011, S. 38) konzentriert sich der Therapeut auf die gefühlsmäßigen Empfindungen der berichtenden Person, versucht diese aus der Sicht der Person zu verstehen und ihr das Verstandene möglichst genau mitzuteilen. Damit erhält die erzählende Person die Möglichkeit, das Erzählte aus der Distanz heraus wahrzunehmen und somit Einstellungen und Werthaltungen in Frage zu stellen.
Weiter führt Weinberger (vgl. a.a.O., S. 39) aus, dass der zu interviewenden Person durch verschiedene Möglichkeiten einfühlendes Verstehen signalisiert werden kann. Die Möglichkeiten des Ausdrucks sind durch Worte, Schweigen oder durch Berührung möglich. Wichtig ist wahrzunehmen, wie das Gesagte die Person bewegt und was es für sie bedeutet. Beim Arbeiten mit Sprache ist es wichtig, dass die Aussagen immer als Fragen formuliert werden. Die Person wird dadurch zum Reflektieren aufgefordert und der Interviewer unterbreitet durch seine Frage ein Angebot.
Für die Biografiearbeit ist das einfühlende Verstehen ein wichtiger Punkt. Die zu interviewende Person spürt durch diese Form der Kommunikation, dass man sich aktiv mit dem Gesagten auseinandersetzt.
Damit hat der Interviewer ein Instrumentarium, das ermöglicht, die von dem alten Menschen gemachten Aussagen zu spiegeln und somit das Gespräch zu unterstützen. Folgendes Aussagebeispiel soll dies verdeutlichen: „Frau F., ich kann durch Ihre Erzählungen etwas besser nachvollziehen, wie sehr der Tod Ihres Ehemannes Sie belastet."

Der zweite Aspekt ist die Kongruenz/Echtheit (Übereinstimmung mit sich selbst). Nach Rogers sind die vom Therapeuten erlebten Gefühle seinem Bewusstsein zugänglich. Er kann seine Gefühle leben und sein und er kann sie, wenn sie angemessen sind, mitteilen (vgl. Rogers a.a.O., S. 213).
Nach Rogers (vgl. a.a.O., S. 215) hat die Kongruenz einen hohen Stellenwert in der therapeutischen Beziehung. Auch Weinberger (vgl. a.a.O., S. 64) misst dieser Verhaltensweise eine wesentliche Bedeutung zu. Weinberger meint, dass eine Person nur durch dieses Verhalten des Therapeuten Vertrauen fasst und sich dem Therapeuten gegenüber öffnet und über sich spricht. Außerdem wird durch das offene Verhalten des Therapeuten auch der Patient offener.

Der dritte Punkt ist die Wertschätzung oder positive Zuwendung. Der Therapeut sollte den alten Menschen als Persönlichkeit schätzen. Die Person wird so gesehen wie sie ist und der Therapeut lässt für sich alle Gefühle zu, die er der Person gegenüber empfindet, er zeigt der Person eine offene Bereitschaft für sie (vgl. Rogers a.a.O., S. 218).

Der vierte wichtige Punkt ist das bedingungsfreie Akzeptieren. Rogers sagt „je bedingungsfreier die positive Zuwendung, umso erfolgreicher bzw. wirkungsvol-

ler die Beziehung ..., dass keinerlei Urteil über den Klienten gefällt wird." (Rogers a. a. O., S. 219).
Unter Berücksichtigung dieser Einstellungen und Vorgehensweisen bei der Führung eines Biografiegesprächs, fällt es der zu interviewenden Person wesentlich leichter, persönliche Erlebnisse zu erzählen.

Neben den Aspekten der klientenzentrierten Gesprächsführung von Rogers gibt es noch weitere Vorgehensweisen, die zu vermeiden sind, damit die Aussagen des alten Menschen vom Interviewer nach Möglichkeit nicht beeinflusst werden und die Person sich wohlfühlt. Der alte Mensch soll das Gefühl vermittelt bekommen, dass er sich wertfrei in dem Gespräch äußern kann.
Hierzu hat Weinberger (vgl. a. a. O., S. 71 ff.) folgende Verhaltensweisen aufgezeigt, die einer angenehmen und offenen Gesprächsatmosphäre entgegenwirken:

- **Bagatellisieren:** Bei dieser Form der Gesprächsführung fühlt sich der Gesprächspartner nicht ernst genommen und verstanden. Gefühle des alten Menschen werden heruntergespielt. Beispiel: „Ja Herr F., das ist ein Problem, aber eigentlich ist der Vorfall ja gar nicht so schlimm."

- **Diagnostizieren:** In dem Gespräch werden Aussagen über den alten Menschen gemacht, ohne dass er erstmal gehört wird. Es kommt zu dem sogenannten „Schubladendenken". Beispiel: „Frau S., ich glaube es gefällt Ihnen nicht, dass Ihre Tochter Sie so selten besucht."

- **Dirigieren:** In dem Gespräch werden Ratschläge und Lösungsvorschläge für erzählte Situationen gegeben. Dadurch wird die zu interviewende Person in eine passive Position gebracht. Beispiel: „Frau G., ich könnte mir vorstellen, wenn Sie Ihre Freundin anrufen, dann ist das Problem zu lösen."

- **Examinieren:** Bei dieser Gesprächsart fordert der Interviewer abfragend Informationen von dem alten Menschen. Bei dieser Vorgehensweise kommt es schnell zu einer ausfragenden Gesprächssituation. Beispiel: „Frau M., wo wohnt Ihre Enkelin? Was macht sie denn so beruflich? Wie alt ist Ihre Enkelin?"

- **Sich identifizieren:** Gesprächssituationen, in denen sich der Interviewer mit den Schilderungen des alten Menschen identifiziert und dieses jedes Mal kundtut, führen schnell zu Gesprächsverläufen, in denen die zu interviewende Person aus dem Gespräch aussteigt. Vor jedem Satz wird von dem Interviewer zum Beispiel diese Einleitung gewählt: „Das habe ich auch erlebt ..." oder „Ich kann empfinden was Sie damit meinen ...".

- **Interpretieren:** Durch dieses Vorgehen des Interviewers kommt es in einem Gespräch schnell zu der Situation, dass eine Aussage des alten Menschen so interpretiert wird, wie sie nicht gemeint war und sich der alte Mensch dadurch nicht verstanden fühlt. Beispiel: „Ich glaube Sie wünschen sich, dass Ihr Sohn Ihnen mehr Fürsorge entgegenbringt."

- **Moralisieren:** Das Anbringen von positiven oder negativen Werturteilen seitens des Interviewers kann dazu führen, dass der alte Mensch sich in seinen Erzählungen zurückzieht, wenn diese Werteurteile nicht seinen eigenen entsprechen. Beispiel: „Das ist auch nicht richtig, dass sich Ihre Tochter gar nicht um Sie kümmert."

- **Intellektualisieren:** In dem Gespräch werden Aussagen des alten Menschen bspw. über Verhaltensweisen oder Gefühle auf einer rein inhaltlichen und intellektuellen Sprachebene erklärt. Beispiel: „Frau L., Ihre Befindlichkeit in den letzten Wochen entsprach also nicht Ihren Vorstellungen?"

Auch Gührs und Nowak (vgl. 2006, S. 29 ff.) haben Grundregeln für die Führung eines Gesprächs erarbeitet, von denen hier ergänzend zu den oben aufgeführten Verhaltensweisen, diejenigen vorgestellt werden, die für ein Biografiegespräch von Bedeutung sind.

- **Wichtig ist es, sich auf das zu führende Gespräch vorzubereiten**. Um ein ergebnisorientiertes Biografiegespräch zu führen, ist es sinnvoll, sich vor dem Gespräch zu überlegen, welche Themen der Interviewer in dem Gespräch ansprechen möchte und welche Assessments er gegebenenfalls einsetzt, beziehungsweise welche Medien er vielleicht zur Unterstützung mit in das Gespräch nimmt. Sinnvoll ist die Information über die Diagnose des alten Menschen. Dieses Wissen beeinflusst die Vorbereitung entscheidend bezüglich der Medienwahl.

- **Die persönliche Einstellung des Interviewers zu dem alten Menschen entscheidet, ob eine konstruktive Gesprächssituation entsteht.** Bereits die Tagesform des Interviewers kann das Gespräch dahingehend beeinflussen, ob das Gespräch in einer angenehmen Atmosphäre geführt wird oder, ob ein eher nüchternes Gespräch stattfindet. Die persönliche Einstellung des Interviewers kann sich in der Mimik und Stimmlage widerspiegeln und hat dadurch Einfluss auf den alten Menschen und sein Verhalten, sein Wohlempfinden und somit nicht zuletzt auf seine Gesprächsäußerungen.

- **Berücksichtigen der eigenen Stärken und Schwächen bei dem Führen eines Gesprächs.** Um ein konstruktives Gespräch zu führen sollte sich der Interviewer seiner eigenen Stärken und Schwächen bewusst sein, und an diesen arbeiten. Oftmals reicht aber das Reflektieren schon aus, um diese in einem Gespräch zu nutzen beziehungsweise zu beachten und zu kompensieren.

- **Dem alten Menschen respektvoll gegenübertreten.** Ein unabdingbares Muss, wenn der Interviewer eine Atmosphäre schaffen möchte, in der der alte Mensch sich wohlfühlt und gerne und viel aus seinem Leben erzählt.

- **Kontakt herstellen und im Gesprächsverlauf halten.** In einem Gespräch merkt die zu interviewende Person sofort, wenn der Interviewer aus dem Kontakt geht. Dies kann sich zum Beispiel dadurch zeigen, dass kein Blickkontakt gehalten wird oder Rückmeldungen von Seiten des Interviewers zu spät oder unpassend einsetzen. Auch die Körperhaltung kann ein aus dem Kontakt gehen ausstrahlen. Es ist für den Interviewer schwer, ein aus dem Kontakt geratenes Gespräch wieder dahingehend zu lenken, dass eine gute Gesprächsbasis besteht.

- **Bedeutende Gesprächsinhalte paraphrasieren.** Das Wiederholen des Gesprächsinhaltes mit eigenen Worten gibt dem alten Menschen die Möglichkeit zu schauen, ob er das was er gesagt hat auch so sagen wollte, beziehungsweise, ob der Interviewer das Gesagte in seinem Sinn richtig verstanden hat.

- **Die Körpersprache und Gefühlsinhalte wahrnehmen.** Dies ist ein wesentlicher Aspekt, um zu erkennen, wie es dem alten Menschen in der Gesprächssituation geht. Daraufhin kann der Interviewer den alten Menschen nach seiner Befindlichkeit fragen. Außerdem kann die Körpersprache zu dem Gesagten Diskrepanzen aufzeigen, die dann im Rahmen des Gesprächs angesprochen werden sollten. Der alte Mensch hat dann die Möglichkeit, seine Gefühle zu dem Gesagten mitzuteilen. Dadurch braucht der Interviewer keine Spekulationen anzustellen, die eine falsche Sichtweise darstellen.

- **Interpretationen sparsam verwenden und deutlich machen.** Bei der Biografiearbeit ist es, wie bei jeder anderen Kommunikationssituation auch, wichtig, dass der Therapeut vorsichtig mit Interpretationen sein muss. Das Interpretieren von Gesagtem oder Handlungen kann leicht zu Missverständnissen führen.

- **Bilanz über das Gespräch ziehen.** Beim Bilanzziehen ist es wichtig zu überdenken, was man als Interviewer von dem alten Menschen noch erfahren möchte. Wo werden noch Informationen benötigt, um den alten Menschen so kennenzulernen, dass eine individuelle und optimale Zielplanung und Therapiegestaltung möglich ist.

Als Interviewer muss man sich ebenfalls bewusst machen, dass es in dem Gespräch auch zu Widerstand von Seiten der zu interviewenden Person kommen kann. Dieser Widerstand dient immer als Schutzmechanismus. Dieses Verhalten der zu interviewenden Person ist für sie die einzige Möglichkeit, um sich bspw. nicht mit Emotionen oder alten Erinnerungen auseinandersetzen zu müssen.

Dabei kann der Widerstand sich unterschiedlich zeigen und die authentische Kommunikation stören.

Im Folgenden werden hier einige der Widerstandsformen aufgezeigt, die für ein Interview von Bedeutung sein können (Gührs und Nowak a. a. O., S.202 ff.):

- „Einwände erheben, rationalisieren, überdetaillieren
- generalisieren, bagatellisieren, lächerlich machen
- mauern, blockieren, verweigern
- vergessen, verwechseln, sich entziehen
- abschweifen, das Thema wechseln
- sich dumm stellen"

Aufgabe des Interviewers ist es zu erkennen und zu akzeptieren, dass der alte Mensch diesen Widerstand entgegenbringt. Im weiteren Gesprächsverlauf hat der Interviewer die Aufgabe, die Ursache für diesen Widerstand zu ergründen. Es bedarf von Seiten des Ergotherapeuten einer hohen sensiblen Gesprächsführung und Erfahrung, um die Ursache des Widerstands zu ergründen. Wenn die Atmosphäre für den alten Menschen angenehm ist und ein Sympathieverhältnis zwischen dem Interviewer und der zu interviewenden Person besteht, lässt sich erfahrungsgemäß der Widerstand auflösen und nur dann kann das Gespräch in eine produktive Richtung gelenkt werden. Zu berücksichtigen ist dabei, dass auch der Interviewer Anteile an dem Widerstand tragen kann. Denn in einem Gespräch findet eine wechselnde Interaktion statt, die sich gegenseitig beeinflusst.

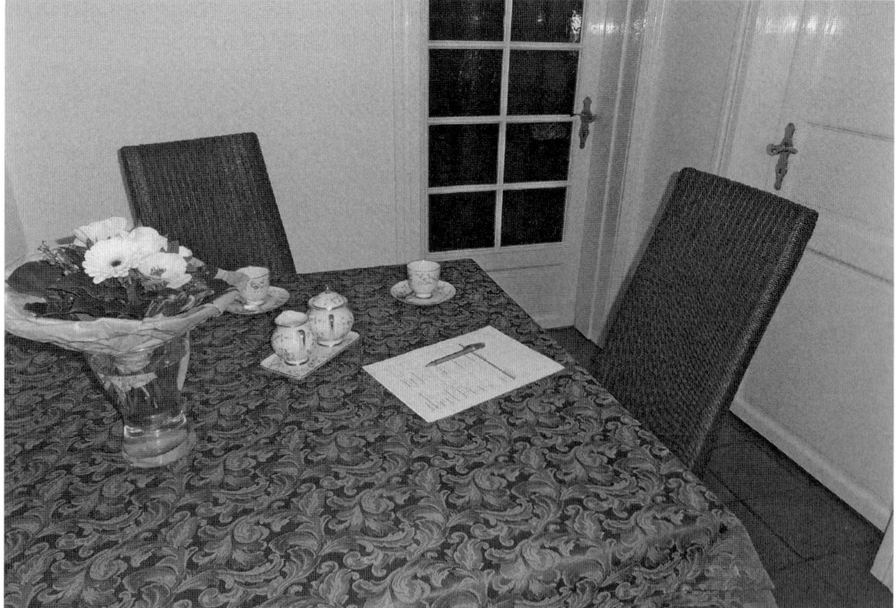

Abb. 5: Optimale Gestaltung der Räumlichkeit für ein Biografiegespräch

Eine eigene Betrachtungsweise stellt die Gesprächsführung in Gruppen dar. Als Gruppenleitung ist es sinnvoll, Gesprächsregeln einzuführen und diese den Teilnehmern vorzustellen. Das Arbeiten mit Gesprächsregeln ist eine wesentliche Voraussetzung für das Wohlbefinden der Gruppenteilnehmer. Eine Aufgabe der Gruppenleitung ist es, dafür Sorge zu tragen, dass sich die Gruppenteilnehmer wohlfühlen. Ihr obliegt es, die Gespräche zu lenken und ggf. auf die Regeln zu verweisen.
Mötzing (vgl. 2009, S. 51) hat in ihren Ausführungen Gesprächsregeln für Gruppen aufgeführt:

- Jeder Gruppenteilnehmer entscheidet für sich, ob und wie intensiv er an dem Gespräch teilnehmen möchte.
- Die sprechende Person kann ausreden, es wird versucht, nicht durcheinander zu reden. Nebengespräche werden nicht geführt.
- Aussagen einer Person werden wertgeschätzt, nicht korrigiert, kritisiert oder bewertet.
- Das Geben von Ratschlägen wird vermieden, beziehungsweise nur dann gegeben, wenn das Gruppenmitglied dieses wünscht.
- In der eigenen Person sprechen, also „man", „wir" vermeiden.
- Sogenannte „Gesprächskiller", wie zum Beispiel Lösungsvorschläge, Verallgemeinerungen, Nichternstnehmen vermeiden.

Das Führen von Gesprächen in Gruppen muss man üben, da Gruppen, abhängig von den Teilnehmern, ihre eigene Dynamik entwickeln. Manchmal reicht es schon aus, dass zwei Teilnehmer aufeinander treffen, um die Atmosphäre in der Therapieeinheit dahingehend zu verändern, dass sich andere Gruppenteilnehmer nicht mehr äußern mögen. Dies ist für Gruppen fatal, in denen biografisch gearbeitet wird, zumal es hier um ganz persönliche Mitteilungen geht. In einer solchen Situation ist dann eine klare Gruppenleitung unabdingbar.

Wenn das Biografiegespräch mit einer dementen Person geführt werden soll, so muss sich der Interviewer im Vorfeld darüber bewusst sein, welche Schwierigkeiten bei dem Gespräch mit der zu interviewenden Person aufgrund ihrer Demenz auftreten können.
Die folgenden Aspekte können das Gespräch erschweren (Powell 2002, S. 20):

- „Die Person wiederholt ständig ein und dieselbe Frage.
- Sie erzählt immer wieder dasselbe.
- Sie hat Probleme damit, ein Gespräch zu beginnen und es laufen zu lassen ...
- Die Person driftet immer wieder vom Gesprächsthema ab ...
- Die Person ändert häufig unpassend das Thema eines Gespräches ...
- Sie fängt an, etwas zu erzählen, und vergisst dann, über was sie gesprochen hat ...
- Sie behauptet falsche Dinge."

Um dem dementen Menschen das Gespräch zu erleichtern, gibt es einige grundsätzliche Vorgehensweisen, die zu berücksichtigen sind (vgl. auch Schneider-Schelte a. a. O., S. 83).
Hier sind zu nennen:

- in kurzen und klaren Sätzen sprechen
- Fragen wiederholt anbieten
- keine Informationen abfragen
- langsam und deutlich sprechen
- die Person von vorne ansprechen und Blickkontakt herstellen
- eine angenehme Situation schaffen
- Worte durch Gesten und Berührung ergänzen

Powell (vgl. a. a. O., S. 65 ff.) benennt hierzu ergänzend:

- Hintergrundgeräusche vermeiden
- nah bei der Person sitzen
- wichtige Wörter betonen
- nach der Fragestellung dem dementen Menschen Zeit geben, damit dieser die Frage/Aussage verstehen kann
- nicht zu viele Fragen in einem Satz stellen
- vorzugsweise Fragen stellen, die mit ja/nein beantwortet werden können
- dem dementen Menschen erklären, worüber man sprechen möchte

Auch Schweitzer und Bruce (vgl. a. a. O., S. 33) haben Vorgehensweisen festgehalten, die einem dementen Menschen ein Gespräch erleichtern:

- dem dementen Gesprächspartner Zeit geben, sich zu sammeln und auszudrücken
- Pausen zulassen und diese als Therapeut nicht mit Inhalt füllen. Die demente Person benötigt Zeit für die Formulierung der Gedanken und sollte nicht unterbrochen werden
- verliert der demente Mensch den Faden und bricht einen begonnenen Satz ab, so kann es helfen, wenn der Therapeut das bereits Gesagte des Satzes wiederholt
- manchmal kann es helfen, die demente Person zu verstehen, wenn der Therapeut die Gefühls- und Wahrnehmungswelt der Person nachzuempfinden versucht
- sucht die zu erzählende Person nach einem Wort, können ihr Lösungen angeboten werden. Dann nimmt sich der Therapeut wieder zurück und lässt die demente Person eigenständig weiter erzählen
- für das eigene Verständnis, bei Bedarf das Gesagte des dementen Menschen wiederholen
- Hilfe taktvoll anbieten. Das heißt, dass keine Fehler korrigiert werden, sondern als Gesprächspartner wird überprüft, ob das Gesagte der dementen Person richtig verstanden wurde

- der Einsatz von nonverbalen Kommunikationsmitteln kann dementen Menschen helfen, sich auszudrücken (Einsatz von Bildern, Gegenständen ...)

Um in eine gute Kommunikation zu gelangen, sind diese Aspekte zu berücksichtigen. Trotzdem kann es schwerfallen, ein Biografiegespräch zu führen. Dann ist es wichtig, nach dem eigenen Gefühl zu entscheiden, wann ein Gespräch beendet wird, ohne der Person zu vermitteln, dass sie keine ausreichenden Auskünfte geben kann. Es ist dann zu versuchen, die fehlenden Biografieinformationen von dritten Personen einzuholen.

4.4 Freies Beobachten und Biografiearbeit

Alleine durch das Beobachten der Person können viele Informationen für die Biografie gewonnen werden. Bei der Arbeit mit dem alten Menschen bieten sich viele verschiedene Situationen, in denen eine Datenerhebung auf Grund von Beobachtung erfolgen kann. Zum Beispiel eignen sich Alltagssituationen, wie das Einnehmen der Mahlzeiten oder die Teilnahme an Gruppenangeboten für ergänzende Beobachtungen. Auch die Teilnahme an Ausflügen oder Festen geben ein gutes Beobachtungsfeld. Bei diesen Aktivitäten erlebt der Therapeut den alten Menschen in einem anderen sozialen Kontext und es ergeben sich Beobachtungssituationen, die sich in der Regel im täglichen Miteinander nicht bieten. Außerdem ist zu beobachten, dass sich die alten Menschen zum Beispiel bei Ausflügen motorisch anders verhalten, als in Alltagssituationen.

Nach Preiser (vgl. in: Martin, Wawrinowski, 2006, S. 23) gelten folgende „Ausdrucksmerkmale als Quellen der Eindrucksbildung“:

- **Äußere Erscheinung:** Die Kleidung und die Körperpflege geben bereits Informationen über die Person.
  So lässt sich zum Beispiel erkennen, ob die Person Wert auf ein gepflegtes Äußeres legt. Diese Hypothesenbildung ist aber vorsichtig anzustellen. Ist zum Beispiel ein älterer Mensch nicht sauber gekleidet, ist er aber beim Anziehen abhängig von einer anderen Person, so kann es sein, dass der ältere Mensch auf seine Kleiderwahl wenig Einfluss hat. Somit lässt sich durch diese Beobachtung alleine keine zuverlässige Aussage treffen. Es ist wichtig, die gemachte Beobachtung in einem größeren Kontext zu sehen, also in Bezug auf die Lebensumstände und die Erkrankung.
  Beispiel: Ein Bewohner eines Altenheims ist aufgrund seiner Erkrankung nur mit Mühe in der Lage, selbständig zu essen. Bei der Nahrungsaufnahme kommt es vor, dass ihm das Essen von der Gabel auf die Kleidung fällt. Die Mitarbeiter der Pflege ziehen dem alten Menschen keine saubere Kleidung nach dem Essen an. Der alte Mensch wäre auf die Hilfe angewiesen und muss so den restlichen Tag mit der beschmutzten Kleidung verbringen.

- **Physiologische Merkmale:** Das Erröten oder Erblassen geben in einem Gespräch oder einer Situation Auskunft über die Emotionen der zu beobachtenden Person. Beispiel: Im Rahmen der Biografiearbeit bearbeitet der Ergotherapeut die Thematik „Familie" und „familiäre Beziehungen". Diese Thematik ist in der Regel mit vielen Emotionen besetzt, so dass es bei den alten Menschen, wenn sie dazu neigen, auch zu einer physiologischen Reaktion kommen kann.

- **Mimik:** Stirnrunzeln, Blickkontakt und die Stellung der Mundwinkel lassen zum Beispiel Aussagen über das Wohlbefinden der Person in einer Situation zu. Oftmals sind die mimischen Ausdrucksformen eine unbewusste Spiegelung der Gefühle.

- **Gestik/Motorik:** Ebenso sagen zum Beispiel Bewegungsausführungen, Antrieb, Sitzhaltung und Gang etwas über die emotionale Befindlichkeit des alten Menschen aus. Bei dieser Hypothesenbildung ist die Erkrankung des alten Menschen zu berücksichtigen. So ist der Person vielleicht – bedingt durch die Krankheitssymptome – ein aufrechter und zügiger Schritt nicht möglich. Ihr langsamer und vielleicht schleppender Gang könnte somit zu einer Fehlinterpretation führen.

- **Stimme/Sprechweise:** An der Stimme und Sprechweise einer Person und wie sich diese zum Beispiel im Gesprächsverlauf verändern, lassen sich emotionale Befindlichkeiten und Betroffenheiten erkennen.

- **Sprachstil:** In einem Gespräch kann es vorkommen, dass der alte Mensch sich so ausdrückt, wie er dies im täglichen Miteinander nicht macht. Dieses Verhalten sollte ebenfalls wahrgenommen werden und im Gesamtkontext der Situation betrachtet werden. Zum Beispiel wird im Rahmen des Biografiegesprächs das Thema Berufswahl besprochen. Bei dieser Thematik stellt der Therapeut fest, dass sich der Sprachstil des alten Menschen hin zu einer aggressiven Wortwahl verändert.

- **Handschrift:** Höhe, Breite oder Schrägstellung können auch im Gesamtkontext der Beobachtungen betrachtet werden, zum Beispiel bei der Erstellung von Biografiebriefen. Mögliche Veränderungen gegenüber der Schrift im Alltag können Aussagen zur emotionalen Befindlichkeit darstellen.

- **Künstlerische Produkte:** Die Betrachtung der handwerklichen Produkte im Zusammenhang mit dem Vorgehen der Person bei ihrer Erstellung kann eine ergänzende Datenerhebung für die Biografie ermöglichen. Ohne den Vorgang Produkterstellung bei der Interpretation heranzuziehen, sind die Beobachtungen nur unvollständig. Bei der Auseinandersetzung mit der handwerklichen Aufgabe kommt es bei den alten Menschen oftmals zu einem Redefluss.

Viele Biografiethemen lassen sich „nebenbei" besprechen. Das Tun mit den Händen stellt ein anregendes Medium dar.

Wichtig ist zu berücksichtigen, dass es sich bei den Urteilen und Meinungsbildern, die sich der Therapeut beim Beobachten erstellt, auch zu Fehlinterpretationen kommen kann. Die Beobachtungen sind eine ergänzende Maßnahme, nicht mehr und nicht weniger.
Jedoch ist es wichtig, einige Aspekte der Urteilsbildung zu bedenken. Bei diesen Aspekten spricht man von sogenannten Effekten. Folgende Effekte lassen sich unterscheiden und sind in der Auswertung der Beobachtungen zu berücksichtigen (aus: Dalhoff, Döhring, Hirsekorn, Timmer 2000, S.74):

- Hawthrone-Effekt: „Allein die Tatsache, dass eine Beobachtung stattfindet, führt zur erhöhten Leistung, sobald die Gewöhnung stattfindet, nimmt das Phänomen wieder ab."
- Prinacy-Effekt: „Halbstündige Beobachtung; die Infos der ersten 3 Minuten prägen sich mehr ein, als die letzten 27 Minuten."
- Recency-Effekt: „Was am Schluss kommt, hat einen höheren Stellenwert."

Neben diesen Effekten benennen Faller und Lang (2010, S. 225) noch weitere Beobachtungs- und Beurteilungsfehler. Hier sind zu nennen:

- Halo-Effekt: „Hier strahlt ein Merkmal auf andere Merkmale aus."
- Kontrasteffekt: „Beim Kontrasteffekt werden Unterschiede übertrieben."
- Milde-Effekt: „Beim Milde-Effekt werden die Merkmale eines Menschen zu günstig beurteilt (Gegenteil: Härte-Effekt)."
- Projektion: „Eigenschaften, die man an sich selbst nicht akzeptieren kann, werden anderen Menschen zugeschrieben."

Außerdem ist zu beachten, dass der Prozess des Beobachtens subjektive Elemente des Beobachters aufgrund von Erfahrungen oder Wertevorstellungen beinhaltet. Zwei Personen, die eine Situation beobachten, kommen nicht immer zu dem gleichen Interpretationsergebnis. Deshalb ist es wichtig, sich nicht auf nur ein Erhebungsinstrument für seine Datenauswertung zu beziehen.
Das Instrument der Beobachtung ist bei der Biografiearbeit trotzdem eine gute ergänzende Maßnahme, anhand derer Hypothesen aufgestellt werden können, die zum Beispiel die Aussagen bei einem Biografiegespräch falsifizieren oder verifizieren. Genauso kann andersherum eine gemachte Beobachtung in einem Biografiegespräch thematisiert und somit falsifiziert oder verifiziert werden.

4.5 Die praktische Vorgehensweise bei der Biografiearbeit

Wenn der Ergotherapeut als relativ fremder Mensch von einer anderen Person Daten aus deren Leben erheben möchte, ist es wichtig, eine vertrauensvolle und angenehme Atmosphäre zu schaffen. Das bedeutet, dass derjenige, der die Daten erhebt sich Zeit nimmt, der erzählenden Person aufmerksam und mit Interesse zuhört und auch Verständnis zeigt, wenn die zu befragende Person sich im Moment des Gesprächs über das eine oder andere Ereignis in ihrem Leben nicht äußern möchte.

Gleiches gilt auch, wenn die Datensammlung anhand von praktischen Aufgaben erfolgen soll.

Es ist wichtig, Verständnis für demente Menschen zu haben. Oftmals können diese Menschen nur noch wenige, falsche oder keine Angaben zu ihrer Biografie geben. Hierbei muss es selbstverständlich sein, dass auch diese Personen mit Respekt behandelt werden.
Wenn man merkt, dass die von dem alten Menschen gemachten Aussagen zu seiner Lebensgeschichte nicht den Tatsachen entsprechen, sollte man diese Aussagen nicht in Frage stellen. Das gilt sowohl für demente Menschen als auch für nicht demente Menschen.
Vielleicht gibt es die Möglichkeit, die Diskrepanzen mit Angehörigen oder Bezugspersonen zu besprechen und aufzuklären.
Besteht diese Möglichkeit nicht, werden die Aussagen trotzdem festgehalten.
Sowohl bei dementen als auch nicht dementen Menschen setzt man sich dann mit der Frage auseinander, warum die Person diese „falschen“ Angaben macht.
Diese Analyse sollte im Prozess der Datenauswertung erfolgen.
Wichtig ist, dass diese Diskrepanz in der Datenauswertung und -darstellung für alle Mitarbeiter transparent gemacht wird.

Grundsätzlich gilt, bei einem Gespräch oder der ausgewählten Aktivität ein „Nein“ zu akzeptieren.
Die Aussagen der Person werden nicht gewertet und es werden keine Interpretationen vorgenommen. Die Daten werden so objektiv wie möglich erhoben. Beim Notieren der Informationen sollte man darauf achten, dass das Niederschreiben wertfrei erfolgt.
Erst im Anschluss an die Datenerhebung setzt sich der Therapeut mit den erhobenen Informationen auseinander und nimmt Interpretationen vor bzw. stellt Hypothesen auf. Diese können dann in dem Biografiebogen unter dem Punkt „Informationsauswertung“ festgehalten werden.

Bei der Durchführung der Biografiearbeit ist folgende Vorgehensweise sinnvoll:

- **Inhaltliche Vorbereitung auf das Gespräch bzw. die Aktivität**
  Das heißt, man macht sich vorab deutlich, welche Themen mit der Person besprochen werden sollen, welche Informationen man unbedingt bei dem Erstgespräch erhalten möchte, welche Themen noch zu einem späteren Zeitpunkt bearbeitet werden können. Welche Inhalte werden mit welcher Methode bearbeitet? Wird die Vorgehensweise des Interviews genutzt oder fällt die Wahl auf eine Aktivität und wenn ja, welche eignet sich für bestimmte Themen am besten?

- **Organisatorischen Ablauf überlegen**
  Wo und wann soll das Gespräch stattfinden? Besteht die Möglichkeit, das Biografiegespräch im Zimmer der zu interviewenden Person durchzuführen? Im Rahmen der ambulanten Ergotherapie sollte eine Tageszeit ausgewählt werden, in der kein Zeitdruck durch weitere Termine besteht.
  Wie ist die zeitliche Planung, gibt es die Möglichkeit, das Gespräch an einem weiteren Termin fortzuführen? Dieser Termin sollte nicht zu weit in der Zukunft liegen, denn es fällt schwer, nach einem längeren Zeitraum an ein früheres Gespräch wieder anzuknüpfen, vor allem dann, wenn der Gesprächsinhalt sehr emotional ist.

  Ist dem Therapeuten von vornherein bewusst, dass die Zeit nicht für eine ausführliche Erhebung ausreichen wird, beziehungsweise stellt sich dies im Verlauf des Gesprächs oder bei der Aktivität heraus, muss ein passender Moment gefunden werden, in dem die Datenerhebung unterbrochen wird.

  Bei einem Interview ist auch zu bedenken, ob eine Mitschrift angefertigt oder ob das Gespräch auf Tonband aufgezeichnet werden soll.

- **Gesprächsbeginn/Einführung in die Aktivität**
  Das Gespräch wird mit einem Einleitungsteil begonnen und dem sogenannten „Aufwärmen" angefangen. Erst nachdem man sich über Allgemeinheiten ausgetauscht und dem alten Menschen dargestellt hat, was ihn erwartet, wird die erste Frage gestellt. Der zu interviewenden Person wird so Zeit gegeben, sich auf die Situation einzustellen.
  Wichtig ist es auch, der zu interviewenden Person mitzuteilen, wenn das Gespräch mitgeschnitten wird oder warum einige Informationen mitgeschrieben werden.
  Auch bei der Durchführung einer biografischen Aktivität wird zu Beginn der Therapieeinheit die Person oder die Gruppe in das Thema eingeführt, und die Vorgehensweise wird erklärt.
  Die Einführung in den Ablauf des Geschehens schafft bei den alten Menschen Sicherheit und Vertrauen.

- **Durchführung des Interviews/der Aktivität**
  Es ist unabdingbar, eine Gesprächs- oder Arbeitsatmosphäre zu schaffen, die es dem alten Menschen ermöglicht, sich zu öffnen. Wichtig ist das Wahrnehmen und Beachten von nonverbalen Signalen, also der Gestik und der Mimik der Person. Beide Kommunikationsmöglichkeiten können entweder eine Aussage bekräftigen oder eine Ambivalenz zwischen dem Gesagten und den Gefühlen deutlich machen. Diese Beobachtung ist ebenfalls festzuhalten.
  Außerdem kann über die Gestik und Mimik oftmals erkannt werden, wenn eine Person sich in einer Situation unwohl fühlt. Das sollte der Therapeut ansprechen und die Situation dahingehend verändern, dass die Person sich wieder wohlfühlt. Vielleicht muss das Gespräch oder die Aktivität auch beendet und zu einem späteren Zeitpunkt fortgeführt werden.

- **Ende des Gesprächs/der Aktivität**
  Wichtig ist es für den alten Menschen, dass man ihm ein deutliches Zeichen gibt, wenn das Gespräch oder die Aktivität beendet werden soll. Das Ende wird bei einer Aktivität zum Beispiel in Form von der Aussage „Sie haben noch 10 Minuten Zeit, um an der Aufgabe zu arbeiten." eingeleitet. Bei einem Interview wird durch die Aussage „Bei meiner letzten Frage möchte ich gerne von Ihnen wissen ..." das Ende für den zu Interviewenden deutlich. So ein Hinweis hat eine große Bedeutung, da es für die andere Person nicht angenehm ist, wenn die Situation abrupt beendet wird.
  Außerdem muss der Therapeut erkennen, wenn die Person das Gespräch oder die Aktivität selbst beenden möchte. Ein Biografiegespräch ist sowohl für den Interviewer als auch für die zu interviewende Person anstrengend. Der Interviewer muss sich über die gesamte Gesprächsdauer konzentrieren und aufmerksam zuhören. Für die zu interviewende Person kann das Sprechen über Lebensereignisse eine emotionale Anstrengung darstellen.
  Als Richtwert kann man von etwa einer Stunde ausgehen.
  Im Rahmen einer Aktivität ist nach der Arbeitsphase ausreichend Zeit für den Austausch über das erstellte Produkt zu berücksichtigen. In dieser Phase erhält der Therapeut weitere biografische Informationen.

- **Auswertung des Gesprächs/der Aktivität**
  Auch die Nachbereitung des Gesprächs/der Aktivität hat einen hohen Stellenwert. Für eine gründliche Auswertung muss man ausreichend Zeit einplanen. Je sorgfältiger die erhobenen Informationen ausgewertet werden, desto besser lässt sich mit ihnen arbeiten.

Neben den oben angeführten Punkten ist auch das Setting, in dem die Biografiearbeit stattfindet, von großer Bedeutung.
Die Befragung sollte in einem geschützten Rahmen erfolgen. Das heißt, nicht auf dem Flur oder dort, wo sich viele andere Menschen aufhalten, die bei der Befragung zuhören können und sich gegebenenfalls sogar in das Gespräch oder die

Aktivität einschalten. Die Privatsphäre der Person ist unbedingt zu wahren, denn bei der Befragung kann es zu einem sehr vertrauten Gespräch kommen, in dem intime Informationen preisgegeben werden, die nicht für Dritte bestimmt sind. Lebt der alte Mensch in einer Einrichtung mit einer anderen Person gemeinsam in einem Zimmer, sollte das Gespräch oder die Aktivität in einem anderen Raum stattfinden, der von keiner anderen Person aufgesucht werden kann.

Ebenso ist abzuwägen, welche Biografiethemen in einer Gruppensituation bearbeitet werden können und welche lieber in einer Einzeltherapie thematisiert werden. Soll die gezielte Biografiearbeit in einer Gruppe stattfinden, muss der Gruppe Zeit gegeben werden, damit die Teilnehmer sich kennenlernen können. Zwei Termine sollten für das Kennenlernen und Austauschen vorgesehen sein. In diesem Zeitrahmen kann sich ein erstes Gruppengefühl entwickeln und die Personen kommen sich ein wenig näher. Außerdem ist es ratsam, die Gruppe in Form einer Kleingruppe durchzuführen. Das heißt, dass nicht mehr als fünf Personen an der Gruppe teilnehmen. Auch ist zu bedenken, in welcher Form die Gruppe angeboten wird (siehe unten). Weiter ist bei einem Biografieangebot in der Gruppe auch darauf zu achten, welche Personen teilnehmen. Wenn einem als Therapeut bekannt ist, dass zwei alte Menschen sich nicht mögen, so ist es zu vermeiden, dass beide an der Gruppe teilnehmen. Die Atmosphäre würde empfindlich gestört werden und gerade bei der Biografiearbeit ist diese für alle Beteiligten so angenehm wie möglich zu gestalten.

Lebt der alte Mensch in seinem gewohnten Lebensumfeld, so ist das Setting bereits optimal für ein Biografiegespräch gestaltet. Der Mensch befindet sich in seiner gewohnten Umgebung in einem für ihn vertrauten Rahmen.
Lebt der alte Mensch in einer Einrichtung und wohnt er mit jemanden in einem Zimmer zusammen, so ist der Raum, in dem das Gespräch stattfindet, gemütlich zu gestalten. Die gemütliche Atmosphäre kann unter anderem über die Art der Bestuhlung, die Tischdekoration, das Raumklima, die Lichtverhältnisse und die Bewirtung beeinflusst werden.
Der jeweiligen Klientel entsprechend ist auch zu berücksichtigen, zu welcher Tageszeit die Biografiearbeit stattfindet. Hier sind je nach Angebot, also ob die Biografiearbeit in Form eines Interviews, einer Aktivität oder eines Gesprächskreises stattfindet, individuelle Entscheidungen zu treffen.
Die Biografiearbeit sollte ebenso von einem respektvollen Umgang mit dem alten Menschen geprägt sein und eine dem Alter der Person angemessene Sprache muss gewählt werden. Auch diese beiden Aspekte tragen zu einer angenehmen Atmosphäre bei.

Das Befragen des alten Menschen selber oder seiner Angehörigen oder Bekannten stellt nur eine Möglichkeit der Biografieerstellung dar. Viele weitere Informationen sind zu erhalten, wenn der Ergotherapeut aufmerksam beobachtet, während er andere Aktivitäten mit dem alten Menschen durchführt. So kann z. B.

die Einzeltherapiesituation mit einer Handlungsaktivität dazu führen, dass der alte Mensch aus seinem Leben erzählt. Auch das ist Biografiearbeit. Die hier erhaltenen Informationen können in den Biografiebogen einfließen.

Eine gezielte Auswahl der Medien und Themenbereiche ist äußerst wichtig. Hierbei muss sorgsam vorgegangen werden und es muss dem alten Menschen überlassen werden, wie tief und differenziert er in seine Lebensgeschichte „eintauchen“ möchte, um diese einem Außenstehenden preiszugeben, bzw. sich mit seinen Erinnerungen auseinanderzusetzen. Themen wie zum Beispiel Tod oder Krieg können bei dem alten Menschen tiefe Emotionen auslösen, die dann manchmal nur schwer aufzufangen sind und den alten Menschen dazu veranlassen, die Biografiearbeit gänzlich abzubrechen. Wichtig ist es deshalb, ein feines Gespür für den Menschen zu haben und entsprechend die Themen auszuwählen und die -tiefe zu gestalten. Es gibt eine Vielzahl an Methoden, aus denen die geeignete Vorgehensweise für die zu behandelnde Person ausgewählt werden kann.

4.6 Instrumente der Datenerhebung

Im Folgenden werden verschiedene Instrumente zur Datenerhebung vorgestellt.
Bei der Datenerhebung kann zwischen dem gesprächsorientierten- und dem aktivitätsorientierten Ansatz unterschieden werden.
Zur gesprächsorientierten Erfassung zählen, neben der Möglichkeit der Befragung in Form eines Interviews, das themenzentrierte Gespräch, der Gesprächskreis, die Auktion der Wünsche und der Satzergänzungsbogen.

Dem aktivitätsorientierten Ansatz sind der Biografiebrief, die eigenen Beobachtungen, das Arbeiten mit den Themenkisten, Landkarten und Stadtplänen, das Durchführen von Spaziergängen oder Fahrten in die frühere Wohnumgebung und der Einsatz von Musik, Geräuschen und Düften zuzuordnen.

Wichtig ist, dass der Ergotherapeut die Instrumente auswählt, die er am sichersten handhaben kann. Wenn man sich in einer Methode nicht sicher fühlt, sollte man diese für ein Biografiegespräch nicht verwenden. Die Unsicherheit bei der Datenerhebung kann dazu führen, dass sich der alte Mensch nicht wohl fühlt und persönliche Informationen nicht mitteilt.
Ebenso ist auf die Vorlieben beziehungsweise auf Abneigungen der zu interviewenden Person Rücksicht zu nehmen. Manche Personen bevorzugen ein persönliches Gespräch, anderen Menschen fällt es leichter, sich im Rahmen einer Aktivität oder in einer Gruppe zu äußern.

Bei der Tätigkeit in einem Altenheim oder bei der Arbeit mit alten Menschen im Rahmen eines Hausbesuchs besteht die Möglichkeit, die Datenerhebung gleich-

zeitig als therapeutisches Mittel zu nutzen. Das bedeutet, dass die erhobenen Informationen weiterverarbeitet werden. Dabei können auch gestalterische Elemente genutzt werden. Somit lassen sich die folgenden Therapieeinheiten personzentriert gestalten.
Gemeinsam mit dem alten Menschen kann eine Auseinandersetzung mit seinem bisherigen Leben erfolgen. Einzelne Aspekte können herausgearbeitet und vertiefend besprochen werden. Diese Möglichkeit ist unter Berücksichtigung bestimmter Vorgehensweisen in den verschiedenen Arbeitsformen gegeben.

Im Folgenden werden die möglichen Therapieformen vorgestellt (vgl. auch Mötzing a. a. O., S. 43 f. und Lagemann 2009, S 141):

Einzelarbeit	▪ der alte Mensch arbeitet an der Aufgabe im Rahmen einer Einzeltherapie ▪ individuelle Erfahrungen, Fähigkeiten und Fertigkeiten können aktiviert und gefördert werden ▪ persönliche Bedürfnisse der Person können befriedigt werden
Partnerarbeit	▪ zwei Personen bilden ein Paar und bearbeiten eine Aufgabe ▪ die Aufgabe wird so gestellt, dass eine Bearbeitung nur zusammen möglich ist
Gruppenarbeit	▪ bei der Gruppenarbeit handelt es sich um die Bearbeitung eines Themas/einer Aufgabe durch alle Mitglieder der Gruppe ▪ entweder arbeiten alle gemeinsam an einem Werkstück oder jeder arbeitet an seinem Teil und alle Teile ergeben am Ende ein Gesamtprodukt
Einzelarbeit in der Gruppe	▪ bei der Einzelarbeit in der Gruppe wird wie bei der Gruppenarbeit ein Thema/eine Aufgabe in der Gruppe bearbeitet. Hierbei arbeitet jede Person z. B. ein eigenes Werkstück
Gemeinschaftsarbeit	▪ bei dieser Art der Gruppenarbeit arbeiten alle Personen zusammen an einem Thema/an einer Aufgabe ▪ diese Form bietet eine hohe Form des Austauschs bei der Arbeit
Projektarbeit	▪ die Planung und Durchführung übernehmen die Teilnehmer ▪ während die oben aufgeführten Gruppenformen in der Regel in einer Einheit abgeschlossen werden, erstreckt sich die Arbeitsphase bei der Projektarbeit über mehrere Therapieeinheiten. Deshalb ist es wichtig, in einer geschlossenen Gruppe zu arbeiten

Tab. 1: Therapieformen

Bei der Arbeit in einer geriatrischen Institution bietet sich neben der Einzelarbeit die Auswahl einer der anderen Therapieformen an. Der Vorteil der Arbeit in der Gruppe liegt in der gegenseitigen Anregung der alten Menschen. Manch einer, der sich an eine Situation oder einen Ablauf nicht mehr erinnert, wird durch das Erzählen eines anderen Teilnehmers gedanklich angeregt. Die Wahl einer passenden Therapieform impliziert, dass der Therapeut sich vor Beginn der Aktivität mit dieser auseinandergesetzt hat und den genauen Ablauf plant. Außerdem sind die Teilnehmer mit ihren unterschiedlichen Charakteren zu berücksichtigen. Nicht jeder alte Mensch eignet sich zum Beispiel für eine Partner- oder Gemeinschaftsarbeit. Ebenso ist die Thematik, die im Hinblick auf die Biografiearbeit bearbeitet werden soll, dahingehend zu überprüfen, welche Therapieform sich für das Thema am besten eignet.

Findet die Biografiearbeit in der Gruppe statt, muss der Therapeut sich vorab Gedanken über die mögliche Gruppenform machen. Nicht jede Gruppenform eignet sich für jedes Gruppenangebot und jedes Setting.
Folgende Gruppenformen lassen sich unterscheiden (vgl. Mötzing a. a. O., S. 45):

Offene Gruppe	Diese Gruppenform ist durch eine wechselnde Teilnehmerzahl charakterisiert. Jeder der möchte, kann erscheinen. Die Gruppe sollte möglichst aus einem festen Kern bestehen. Ein ständiger Wechsel kann zur Instabilität führen und die Gruppendynamik und die Vertrauensbildung stören. Trotzdem können Neulinge gut in diese Gruppenform integriert werden.
Geschlossene Gruppe	Sie besteht aus festen Mitgliedern, die sich für ein bestimmtes Projekt über einen begrenzten Zeitraum hinweg treffen. Ausscheidende Mitglieder werden in der Regel nicht ersetzt.
Halboffene Gruppe	Die Gruppe besteht aus festen Mitgliedern. Wenn Teilnehmer der Gruppe fernbleiben, wird die Gruppe für neue Mitglieder geöffnet, damit eine bestimmte Gruppengröße bestehen bleibt. Durch den Wechsel entsteht immer eine Veränderung in der Gruppenaktivität.

Tab. 2: Gruppenformen

Es kann eine Zuordnung der Instrumente zur Datenerhebung für die jeweilige Gruppenform vorgenommen werden.

- Eigene Beobachtungen: offene, geschlossene und halboffene Gruppe
- Themenkisten: offene, geschlossene und halboffene Gruppe
- Landkarten/Stadtpläne: offene, geschlossene und halboffene Gruppe
- Musik/Geräusche/Düfte: offene, geschlossene und halboffene Gruppe
- Gesprächskreise: offene, geschlossene und halboffene Gruppe
- Spaziergänge/Fahrten in die Wohnumgebung: geschlossene und halboffene Gruppe
- Themenzentrierte Gespräche: geschlossene und halboffene Gruppe
- Biografiebrief: geschlossene Gruppe
- Auktion der Wünsche: geschlossene Gruppe
- Satzergänzungsbogen: geschlossene Gruppe

Abhängig davon, wie ein Instrument zur Datenerhebung aufbereitet wird und in welcher Tiefe man in die biografische Arbeit einsteigen möchte, kann sich die Zuordnung zu der jeweiligen Gruppenform ändern. Über die Gruppenform und die Intensität der Arbeit muss sich der Ergotherapeut vor Beginn der Einheit auseinandersetzen. Ihm muss bewusst sein, welche Themen er bearbeitet haben möchte und auch die Wahl des Settings bestimmt die Informationsgewinnung wesentlich mit. Wenn zum Beispiel Themenkisten zum Einsatz kommen, wird eine größere Anregung in der Gruppe stattfinden, als wenn diese in der Einzeltherapie eingesetzt wird. Die Gruppenmitglieder regen sich gegenseitig an.
Beim Arbeiten mit dem Biografiebrief kann es sein, dass sich die Gruppe informationshemmend auf die einzelnen Mitglieder auswirkt.

Vor dem Angebot hat sich der Ergotherapeut deshalb mit diesen Planungsfragen auseinanderzusetzen:

- Einzel- oder Gruppenangebot?
- Welche Gruppenform?
- Wie ist das Angebot konkret in seinem Ablauf zu gestalten?
- Aus wie vielen Teilnehmern soll die Gruppe bestehen?
- Wer soll an der Gruppe teilnehmen?
- Wie ist der Gesamtablauf zu planen?
- Welche Informationen sollen gewonnen werden?
- Welche Leitfragen sind für das Gespräch von Bedeutung?
- Wie ist das Setting zu gestalten?
- Welcher zeitliche Rahmen ist vorgesehen?

Sobald ein biografisches Angebot über mehrere Therapieeinheiten geplant wird, sollte dies nur in der geschlossenen Gruppe stattfinden. Die geschlossene Gruppe bietet die Möglichkeit, vertiefend in ein Thema einzusteigen. Da die Mitglieder sich kennen und Vertrauen zueinander aufbauen, fällt es ihnen leichter, sich in der Gruppe zu öffnen. Dies ist in der Regel nicht der Fall, wenn die Mitglieder einer Gruppe stetig wechseln. Bei wechselnden Teilnehmern ist ebenfalls nicht gewährleistet, dass die Gruppenmitglieder eine positive Beziehungsebene zueinander haben. Dieser Wechsel würde eine Störung des Prozesses darstellen. Für das Arbeiten in Gruppen ist Folgendes zu berücksichtigen:

- Die Sitzordnung: Es kann vorkommen, dass die Gruppenaktivität gestört wird, weil die „falschen" Personen nebeneinander sitzen oder eine Person nicht auf ihrem gewohnten Sitzplatz sitzt. Hier reicht es manchmal schon aus, wenn Personen ihren Platz tauschen.
- Die Teilnehmer der Gruppe: Es gibt Gruppen, die nicht arbeiten können, weil die Mitglieder dieser Gruppe sich untereinander nicht verstehen. Hilft ein Sitzplatzwechsel wie oben beschrieben nicht aus, kann ein klärendes Gespräch mit einzelnen Gruppenteilnehmern helfen. Schafft auch diese Vorgehensweise nicht die gewünschte Klärung, so muss überlegt werden, ob und welches Mitglied von der Gruppe ausgeschlossen wird. Diese Vorgehensweise ist erfahrungsgemäß äußerst selten heranzuziehen. Gibt es in einer Gruppenarbeit aber keine andere mögliche Verfahrensweise, so ist das Gespräch mit der betroffenen Person unter vier Augen zu führen und bedarf einer sehr sensiblen Vorgehensweise. Gut ist es, wenn der betroffenen Person alternative Angebote vorgeschlagen werden können.
- Wichtig ist, die Teilnehmer so zu platzieren, dass alle Mitglieder ein Teil der Gruppe sind. Kein Teilnehmer sitzt in „zweiter Reihe".
- Als Gruppenleiter sind alle Personen in den Gruppenprozess einzubinden. Aber so individuell, wie es den Möglichkeiten und Wünschen des alten Menschen entspricht.
- Der Gruppenraum muss eine ausreichende Größe aufweisen. Ist der Raum zu beengend, kann schnell ein Unwohlsein bei den Mitgliedern entstehen.
- Stühle und Tische müssen in dem Raum gut positionierbar sein, ohne eine unangenehme Atmosphäre zu verursachen. Es kann bei den Gruppenangeboten vorkommen, dass nicht alle Teilnehmer, die für das Angebot zugesagt haben, auch erscheinen. Der Raum muss dann entsprechend der Teilnehmerzahl umgestaltet werden. Es schafft eine unangenehme Arbeitsatmosphäre, wenn in der Runde Stühle frei bleiben.
- Zu dem vorhandenen Tageslicht kann ausreichend Kunstlicht zugeführt werden.
- Ein angenehmes Raumklima kann durch Frischluft oder das Nutzen der Heizung herbeigeführt werden.

Bei der Arbeit mit dementen Menschen ist der Einsatz von Medien sinnvoll. Gerade mit dem Einsatz von Musik und Düften, zum Beispiel Lavendel, können bei dieser Klientel die Erinnerungen angeregt werden. Auch der Einsatz von Themenkisten eignet sich gut für diese Zielgruppe.

Die Strukturen im Akutbereich sind andere. Hier wird ein Instrument benötigt, mit dem man schnell viele Informationen von dem alten Menschen erhält. Das Arbeiten mit einem Biografiebogen ist hier am effektivsten.

4.6.1 *Gesprächsorientierte Biografieerhebung*

Bei dieser Datenerhebung steht das Gespräch im Vordergrund. Die aufgeführten Möglichkeiten zeigen jedoch, dass dieses Gespräch in unterschiedlichen Formen vorbereitet und durchgeführt werden kann. Je nach Klientel und Zielsetzung ist die entsprechende Wahl zu treffen.

4.6.1.1 *Die biografische Befragung*

Die biografische Befragung stellt eine Befragungsform dar, die den Gesichtspunkt der Zeit in den Betrachtungsmittelpunkt rückt. Die zu interviewende Person macht nicht nur Aussagen über die momentane Lebenssituation sondern schaut neben dem Blick in die Vergangenheit auch in die Zukunft (vgl. auch Scholl 2009, S. 110).

In der Literatur lassen sich verschiedene Interviewformen unterscheiden:

- Nicht standardisiertes, beziehungsweise offenes Interview
  Hier werden offene Fragen eingesetzt, beziehungsweise es findet eine grobe Themenvorgabe statt (vgl. Wulv.uni-greifswald.de).
  Zum Beispiel: „Erzählen Sie mir bitte von Ihrer Kindheit?“

- Teilstandardisiertes, beziehungsweise Leitfadeninterview
  Bei dieser Vorgehensweise wird mit offenen Fragen gearbeitet (vgl. Wulv.uni-greifswald.de). Es handelt sich um Fragen, die von dem zu Interviewenden nicht nur mit Ja oder Nein beantwortet werden können. Der Interviewer hat bestimmte Fragen notiert, die er beantwortet haben möchte.
  An den vorher ausformulierten Leitfaden versucht sich der Interviewer zu halten. Dieser gibt dem Gespräch Struktur. Er bildet den roten Faden. Dabei hat der Leitfaden „eher die Funktion einer Gedächtnisstütze für den Interviewer“ (Scholl a. a. O., S. 68). Es ist zu berücksichtigen, dass die Anzahl der Fragen nicht vorgegeben ist und auch nicht jede notierte Frage gestellt werden muss. Also je nach Gesprächsverlauf kann hierbei variiert werden (vgl. Scholl a. a. O., S. 68).
  Zum Beispiel: „Erzählen Sie mir bitte von Ihrer Kindheit; wie war die Beziehung zu Ihren Geschwistern?“

- Vollständig standardisiertes beziehungsweise geschlossenes Interview
  Es werden offene Fragen vermieden (vgl. Wulv.uni-greifswald.de).
  Beispiel: „Haben Sie einen Beruf ausgeübt? Welchen Beruf haben Sie ausgeübt?“

Biografische Interviews können abhängig vom therapeutischen Kontext und der theoretischen Orientierung unterschiedlich gestaltet sein. Es kann zwischen den oben genannten Interviewformen innerhalb eines Interviews gewechselt werden.

Bei einem biografischen Interview ist es sinnvoll, ein Leitfadeninterview zu führen. Dabei macht sich der Interviewer vor dem Gespräch Gedanken über Themen, beziehungsweise formuliert Fragen, die in dem Interview behandelt werden sollen. Somit ist sichergestellt, dass der Interviewer an alle Themen denkt, die er bearbeiten möchte, es engt aber den Erzähler nicht ein, da offene Fragen gestellt werden.

Das Arbeiten mit dem Leitfaden stellt dabei ein flexibles Instrument dar und dient als Unterstützung beim Interview. Während des Interviews werden sich aus dem Gespräch heraus weitere Fragen beziehungsweise Themen ergeben, die für den Interviewer gegebenenfalls nicht vorhersehbar waren. Diese in das Gespräch mit einzubinden ist wichtig, da diese Themen für den zu Interviewenden von Bedeutung sind. Es zeigt sich aber auch im Gespräch, ob die Klärung dieser Fragen bedeutsam ist.
Aus dem Gesprächsverlauf heraus wird sich die Form der Fragestellung, ob offen oder geschlossen, ergeben. Bei manchen Fragen ist es sinnvoll, geschlossene Fragen zu stellen, wenn der Interviewer nur Informationen „abfragen" möchte. Es zeigt sich somit der Vorteil eines teilstandardisierten Interviews und macht aber auch gleichzeitig deutlich, wie wichtig es sein kann, sich über Fragen vor dem Gespräch Gedanken zu machen und sich diese zu notieren, damit der rote Faden nicht verloren geht.

Zu beachten ist bei dem biografischen Interview auch, was der alte Mensch erzählt und wie er diese Informationen wiedergibt. Anhand dieser Beobachtung ist zu erkennen, welche Themen der Person wichtig sind. Ein weiteres Indiz dafür ist auch, in welcher Reihenfolge die Person von Ereignissen berichtet.
Das *wie* ist auch ein Indiz für Emotionen, die der alte Mensch mit dem Erzählten verbindet. Sie geben einen Eindruck in die Gefühlslage, die der alte Mensch mit dem Erzählten assoziiert.

Wenn Menschen über ein vorgegebenes Thema sprechen, werden sie in der Regel mit den Details beginnen, die ihnen sehr wichtig waren beziehungsweise sind. Oftmals handelt es sich um prägende Ereignisse oder Situationen und um Erlebnisse, die mit starken Emotionen verbunden sind. Die Betroffenheit der Person durch ein bestimmtes Ereignis kann sich noch heute beim Erzählen in der Stimmmelodie widerspiegeln.

Ein Leitfadeninterview kann zum Beispiel diese Fragen/Themen beinhalten:

1. Welche Erinnerungen Ihrer Kindheit sind Ihnen wichtig?
2. Welche Erinnerungen Ihrer Kindheit sind Ihnen noch sehr gegenwärtig?
3. Erzählen Sie mir bitte von Ihrer Schulzeit.
4. Gibt es etwas, was Ihnen an der Schulzeit besonders gefallen hat?
5. Sind Sie gerne zur Schule gegangen?
6. Wie sind Sie aufgewachsen?
7. Erzählen Sie mir bitte von Ihrer beruflichen Entwicklung.
8. Haben Sie gerne in Ihrem Beruf gearbeitet?
9. Was haben Sie gerne in Ihrer Freizeit gemacht?
10. Wie haben Sie Ihre Freizeit nach Ihrem Berufsleben gestaltet?
11. Haben Sie Hobbys ausgeübt?
12. Wenn Sie mögen, erzählen Sie mir bitte von Ihrer Familie und Ihren Freunden.
13. Haben Sie Erkrankungen, die Sie zur Zeit beeinträchtigen?
14. Welche Gewohnheiten und Rituale sind Ihnen wichtig?
15. Nennen Sie mir bitte die Ziele, die Sie erreichen möchten.
16. Wie möchten Sie Ihre Zeit hier in der Einrichtung gestalten?
17. Haben Sie Ziele, die Sie erreichen möchten?
18. Gibt es etwas, was Sie an Ihrem Umfeld verändern möchten?

Die Fragen 5, 8 und 11 geben ein Beispiel für eine geschlossene Frage.
Anhand der Fragen 16, 17 und 18 kann man erkennen, dass sich das Interviewgespräch nicht nur auf die Vergangenheit bezieht, sondern ein Biografiegespräch auch die Zukunft einbinden kann und sollte.

Die wenigen hier aufgeführten Fragen verdeutlichen schon, dass ein Biografiegespräch nicht in einer Therapieeinheit abgehalten werden kann. Allein die Beantwortung dieser Fragen würde den zeitlichen Rahmen übersteigen, der die Gesprächssituation sowohl für den zu Interviewenden, als auch für den Interviewer angenehm macht. Es ist im Gesprächsverlauf zu überlegen, an welcher Stelle eine sinnvolle Unterbrechung gesetzt wird. Diese Unterbrechung ergibt sich auch aus der Fülle der Detailfragen, die im Gespräch entstehen, beziehungsweise anhand der ausweitenden Erzählungen des zu Interviewenden. Nach Scholl (vgl. a. a. O., S. 68) sollte das Interview nicht länger als eine Stunde Zeit in Anspruch nehmen.
Das Führen des Gesprächs in mehreren Einheiten ist auch deshalb sinnvoll, weil man sich als Therapeut vergegenwärtigen kann, welche Informationen zu einem bereits besprochenen Aspekt noch ergänzt werden sollten.

Die Gesprächsergebnisse werden in einem Biografiebogen festgehalten. Es ist vor dem Gespräch zu überlegen, ob der Bogen während des Gesprächs ausgefüllt wird, oder ob die Informationen besser mit Hilfe eines Tonbandgerätes aufgenommen werden und im Anschluss ausgewertet werden sollen.
Auch ist es sinnvoll sich zu überlegen, an welchen Stellen des Gesprächs es für die ergotherapeutische Arbeit notwendig ist, einen Vergleich anzustellen zwischen der Vergangenheit und der Gegenwart.

Für die ergotherapeutische Arbeit wurde ein Biografieerhebungsbogen entwickelt, der auf den folgenden Seiten vorgestellt wird. Im Anschluss ist für die einzelnen Erhebungspunkte ein exemplarischer Fragenkatalog zusammengestellt worden.
Der Gesprächsverlauf zwischen dem alten Menschen und dem Ergotherapeuten entscheidet, welche der Erhebungspunkte detaillierter betrachtet werden müssen und welche Instrumente der Datenerhebung nach dem Biografiegespräch ergänzend hinzugezogen werden sollten.

Nach der ausführlichen Daten- und Befunderhebung und ihrer Auswertung ist der Ergotherapeut in der Lage, eine individuelle Therapieplanung für den alten Menschen zu gestalten. Dabei muss er sich der Fähigkeiten des alten Menschen bewusst sein, damit die festgelegten Handlungsziele erreicht werden können. Außerdem ist festzulegen, welche Maßnahmen und Methoden in der Therapie zum Einsatz kommen.

Der Biografieerhebungsbogen besteht aus neun Seiten.
Auf der ersten Seite werden folgende Daten zusammengetragen:

- **Name und Vorname**: Bei Frauen ist es wichtig, darauf zu achten, dass auch der Mädchenname erfasst wird. Gerade Personen mit einer Demenz haben einen besseren Zugang zu ihrem Langzeitgedächtnis und können sich vielleicht noch an ihre Kinder- und Jugendzeit erinnern, in der sie den Mädchennamen trugen.

- **Geburtsdatum**: Anhand dieser Information lässt sich die Person in das zeitliche Geschehen einordnen. Es wird deutlich, welche Ereignisse die Person in der Kinder- und Jugendzeit sowie dem Erwachsenenalter geprägt haben.

- **Geburtsort**: Durch die Auskunft über den Geburtsort lassen sich die Wurzeln der Person erkennen. Wenn der alte Mensch einige Jahre in seinem Geburtsort oder in der umliegenden Region gelebt hat, so wurde er durch diesen Ort wesentlich geprägt. Auch durch dieses Wissen vervollständigt sich das Bild, das wir von einem Menschen erhalten und es lässt Hypothesen zu Verhaltensweisen der Person zu.

- **Familienstand**: Das Wissen um diese Information macht deutlich, ob der alte Mensch noch eine direkte Bezugsperson hat und ob es einen Menschen gibt, der mit der zu befragenden Person vielleicht schon lange zusammengelebt hat. Durch das Notieren des entsprechenden Datums, also „seit wann sind die Personen verheiratet, geschieden, oder wie lange ist die Person bereits verwitwet“ lässt sich diese Information wieder in das Zeitgeschehen einordnen. Es macht einen Unterschied aus, ob die zu befragende Person zum Beispiel bereits in jungen Jahren verwitwet ist oder erst in einem höherem Alter. Dementsprechend fand eine Prägung der Persönlichkeit statt.

- **Diagnose(n)**: Ohne die Kenntnis um die Diagnosen einer zu behandelnden Person, lässt sich kein vollständiger Gesamteindruck von ihr und ihrer neuen Lebenssituation gewinnen. Außerdem müssen sie bei der Ausarbeitung der Zielhierarchie und der Behandlungsplanung Berücksichtigung finden.

- **Datum der Erkrankung**: Je nach Befragungszeitpunkt können Rückschlüsse auf die emotionale Befindlichkeit gezogen werden. Deshalb kann es sinnvoll sein, dass kurz nach der Erkrankung getroffene Aussagen zu einem späteren Zeitpunkt überprüft werden.

- **Kinder/Familienangehörige**: Bei dieser Datenangabe erhält der Interviewer Informationen darüber, ob die Person noch in ein familiäres soziales Netz eingebunden ist. Wichtig ist auch hier wieder eine genaue Datensammlung. Wenn es Kinder gibt, sollte notiert werden, wann diese geboren wurden. Auch sollte bei der Frage nach den Familienangehörigen festgehalten werden, welche Angehörige leben und wann welche Familienmitglieder verstorben sind. Auch diese Daten sind in ein Zeitfenster zu bringen.

- **Freunde/Kontaktpersonen**: Ähnlich wie beim Aspekt Kinder/Familienangehörige vervollständigt sich durch die Erhebung dieser Informationen das Wissen um das soziale Netz, in dem sich die Person befindet. Es wird ersichtlich, ob der alte Mensch noch Personen um sich hat, die ihn durch sein Leben begleitet haben und ob es noch Personen gibt, die ebenfalls befragt werden könnten.

- **Erhebungsdatum**: Um einen zeitlichen Bezugsrahmen zu haben, sollte angegeben werden, wann das Interview stattfand.

- **Befragte Person**: Wichtig ist es zu notieren, von wem die Angaben auf dem Erhebungsbogen stammen. Die Aussagen von Dritten sind anders zu werten, als die der betroffenen Person. Angehörige können Sachverhalte anders bewerten, als der alte Mensch selbst. Das wiederum kann sich auf die Therapieplanung auswirken. Wenn die Therapieplanung anhand der Aussagen von Dritten vorgenommen werden muss, ist bei der Therapie sorgsam auf die Reaktionen des alten Menschen zu achten. Sie können dem Therapeuten zeigen, ob das Angebot passend für die Person ist. Die therapeutische Vorgehensweise muss hier intuitiv erfolgen und verlangt vom Ergotherapeuten viel Achtsamkeit.

- **Wohnort(e)**: Das Wissen darum, in welchen Ländern, Städten oder Stadtteilen die Person gelebt hat, kann in die Arbeit gut einbezogen werden. Sind zum Beispiel andere Stadtteile der Stadt angegeben, in der sich das Altenheim befindet, kann ein gemeinsamer Ausflug in das frühere Wohnumfeld der Person geplant werden. Außerdem prägen Länder oder Regionen eine Person und schaffen Verständnis für Verhaltensweisen, Werte und Einstellungen.

- **Beruf/berufliche Tätigkeiten**: Der Beruf beziehungsweise die beruflichen Tätigkeiten einer Person spiegeln einen Teil ihres Lebens wider. Hier lässt sich erfragen, ob der alte Mensch gerne seinem Beruf/seinen Tätigkeiten nachgegangen ist und ob er den Beruf erlernen konnte, den er gerne ausüben wollte. Wenn dies nicht der Fall war, sollte erfragt werden, welcher Beruf gerne erlernt worden wäre. Es kann besprochen werden, ob die Arbeit körperlich schwer und anstrengend war. Erfragt werden sollte auch, wie lange der alte Mensch in seinem Beruf oder den verschiedenen Tätigkeiten gearbeitet hat. Bei Frauen ist zu besprechen, ob sie einen Beruf ausüben konnten und ob dieser ihren Wünschen entsprach. Wird diese Antwort verneint, sollte auch hier nach den Wünschen gefragt werden. Nicht ausgeübte Berufswünsche prägen einen Menschen, genauso wie gerne ausgeführte Tätigkeiten einen Menschen prägen. Die Arbeit hatte und hat einen großen Stellenwert in unserer Gesellschaft. Vielleicht besteht die Möglichkeit, die berufliche Tätigkeit in die Therapie einfließen zu lassen oder das Thema, aufgrund der Aussagen des alten Menschen, besser zu meiden.

- **Spitzname**: Vielleicht hatte die Person einen Spitznamen. Dies zu hinterfragen ist gerade bei dementen Menschen von Bedeutung. Das Nutzen des Spitznamens kann vielleicht einen Zugang ermöglichen, den man nicht hätte, wenn die Person mit ihrem Nachnamen angesprochen wird. Auf jeden Fall muss das Nutzen des Spitznamens wohl überlegt sein, denn es erfolgt mit ihm eine sehr persönliche Ansprache der Person. Auch, wenn der Ergotherapeut oder die Mitarbeiter der Pflege den Spitznamen des alten Menschen zur Ansprache wählen, ist der alte Mensch immer mit Respekt zu behandeln, und eine angemessene Form der Nähe und Distanz ist zu wahren. Sollte der Therapeut feststellen, dass diese Vorgehensweise dem dementen Menschen nicht gefällt, ist die Namenswahl sofort zu ändern.

- **Fremdsprachenkenntnisse**: Im weitesten Sinn sollten hier auch Dialekte erfasst werden. Das bewusste Einsetzen von Dialekten oder Mundarten kann einen weiteren Zugang zu der Person bedeuten. Ein alter Mensch, der vielleicht viele Jahre in einem anderen Land gelebt hat, freut sich, wenn er von dem Therapeuten oder anderen Bezugspersonen in seiner Mundart angesprochen wird. Aufgrund von emotionalen Verknüpfungen kann dies besonders bei dementen Menschen einen Zugangsweg darstellen. Es kann auch vorkommen, dass der demente Mensch sich in der fremden Sprache äußert.

- **Tagesablauf**: Für die ergotherapeutische Arbeit mit dem alten Menschen ist es wichtig, sich mit dem Tagesablauf der Person auseinanderzusetzen. Jeder Mensch hat seinen Rhythmus und gerade alte Menschen haben sich über Jahre hinweg an einen Tagesablauf gewöhnt, so dass es ihnen zum Teil sehr schwer fällt, sich in einem neuen Ablauf zurechtzufinden. In der Regel ist es in einer Institution wie einem Altenheim nicht einfach, dass die Person ihren Rhythmus beibehalten kann. Wenn möglich sollte der Rhythmus des alten Menschen weitestgehend beibehalten werden, damit die Person in einer neuen und für sie fremden Umgebung ein Stück Vertrautheit und damit Sicherheit und Kontrolle behält. Um dies umsetzen zu können, muss sowohl der Tagesablauf vor der Erkrankung, als auch der derzeitige Tagesablauf erfasst werden.

Die zweite Seite beinhaltet neben dem Tagesablauf den Punkt:

- **Lieblinge**: Unter diesem Punkt kann der alte Mensch anführen, welche Dinge oder Personen er besonders mag. Arndt (in Altenpflege 6/2008) misst diesen „Lieblingen“ große Bedeutung bei und gibt in ihren Ausführungen unter anderem exemplarisch die Lieblingsmusik, das Lieblingstier, Lieblingsspeisen und das Lieblingsbuch an.

Auf der dritten Seite wird Folgendes festgehalten:

- **Selbstversorgung**: Hier sollte von der Person erfragt werden, wie der tägliche Ablauf bei der Morgen- und Abendhygiene und dem Anziehen war. Wie hat die Person die Mahlzeiten gestaltet? Gerade diese Aktivitäten stellen im derzeitigen Alltag oftmals einen Konfliktpunkt bei der Durchführung dar. Der alte Mensch verliert einen Teil seiner Intimität und ein Schamgefühl entsteht. Deshalb ist es besonders wichtig, bei diesen Aktivitäten möglichst die alten Gewohnheiten der Person zu verfolgen.

Die vierte Seite beinhaltet:

- **Soziobiografie**: Unter diesem Punkt werden Ereignisse erfragt, die mit dem Sozialleben der Person in Verbindung stehen. Welche Erlebnisse, Freundschaften und vielleicht Familienereignisse haben die Person in ihren Ansichten und Verhaltensweisen geprägt?
  Gab es Brüche in der Biografie des alten Menschen? Hiermit sind Ereignisse gemeint, die weitreichenden Einfluss auf die Biografie des Menschen ausgeübt haben. Als Beispiel ist hier ein Beruf zu nennen, der nicht freiwillig ge-

wählt wurde oder der Verlust eines Kindes. Weiter kann hier nach Ereignissen gefragt werden, die der alte Mensch erlebt hat und die er als schön oder die er als negativ bewerten würde.
Was hat der alte Mensch im Rahmen seiner Freizeit gemacht, an welchen Veranstaltungen hat er vielleicht teilgenommen?
Ein prägendes Thema der Generationen ist die Kriegszeit. Bei Erzählungen ist es oft der Fall, dass diese Thematik angesprochen wird. Dabei ist es unwesentlich, ob es sich um weibliche oder männliche Interviewpartner handelt.

Auf der fünften Seite werden diese Aspekte behandelt:

- **Schul-/Berufsbiografie**: Es werden die Schulbildung und daneben auch Ereignisse aus der Schulzeit besprochen. In der Regel erzählen die alten Menschen gerne aus dieser Zeit und geben nicht nur sachlich über den Schulabschluss Auskunft. Auch negative Ereignisse können von der Person aufgrund der Distanz gut berichtet werden.
  Ebenso verhält es sich mit den Erzählungen aus dem Berufsleben. Der alte Mensch ist durch sein berufliches Erleben geprägt. Viel Zeit seines Lebens hat er in dem Arbeitskontext verbracht.

- **Hobbys/Interessen**: Was hat die Person gerne in der Freizeit gemacht und was macht sie vielleicht noch oder möchte sie wieder machen? Hatte sie Hobbys und wenn, welche? Ergänzend zu dem Punkt der Soziobiografie kann man hier erfahren, ob der alte Mensch gerne Aktivitäten in der Gruppe, mit seinem Partner oder alleine gemacht hat. Als Medium bietet sich hier der auf Seite 30 abgedruckte Interessenerhebungsbogen oder die Interessencheckliste von MOHO an. Diese kann man den zu Interviewenden auch aushändigen und beim nächsten Treffen besprechen. So hat der alte Mensch Zeit, sich in Ruhe Gedanken zu machen, was er gerne in Zukunft wieder machen möchte.

- **Vorlieben/Abneigungen**: Es sollte auch erfragt werden, welche Dinge der alte Mensch gerne mag oder was er ablehnt. Dabei können sich diese Vorlieben/Abneigungen bspw. auf Speisen, die Kleidung, Freizeitbeschäftigung und andere Dinge beziehen.

Die sechste Seite befasst sich mit:

- **Rituale/Gewohnheiten**: Per Definition wird zwischen Ritualen und Gewohnheiten unterschieden und auch die Rituale werden je nach Wissenschaft unterschiedlich definiert. Rituale sind für die Person stärker bindend als Gewohnheiten und haben einen ganz festen Charakter. Das berücksichtigen der Rituale einer Person führt bei dieser zu Selbständigkeit und Kontrolle über die Situation, was wiederum Sicherheit im Alltag gibt. Für die Biografiearbeit ist diese Unterscheidung nicht bedeutend. Wichtig ist zu erfragen, was der Person wichtig ist und ob es im Tagesablauf oder bei Aktivitäten Rituale/Gewohnheiten gibt.

- **Krankheitsbiografie**: Man lässt sich den Verlauf von Erkrankungen bzw. die einzelnen Erkrankungen und ihre Beeinträchtigungen auf die Lebensqualität der Person erzählen. Wichtig ist darauf zu achten, dass bei den Menschen, die in dem Erzählen von Krankheiten „aufgehen“ die Thematik begrenzt wird. Dies ist auch der Grund, warum dieser Erhebungspunkt relativ spät thematisiert wird. Bis dahin kann der Interviewer seinen Gesprächspartner einschätzen und das Gespräch entsprechend lenken.

Um dem Gespräch, wenn nötig, wieder eine positive Wendung zu geben, werden auf der nachfolgenden siebten Seite Gesprächsinhalte zu folgenden Punkten notiert:

- **Zukunftsbiografie**: Biografiearbeit hört nicht im Hier und Jetzt auf, sondern erlaubt auch einen Blick in die Zukunft. Um den alten Menschen als Ganzes wahrzunehmen, ist es wichtig, zu hinterfragen, wie sich die Person ihre Zukunft vorstellt. Was möchte sie gerne noch erleben? Welche für den Menschen wichtigen Dinge sollen in seiner Biografie Präsenz finden?

- **Stärken und Fähigkeiten**: Um eine adäquate Ziel- und Behandlungsplanung durchführen zu können, ist es zum einen wichtig, die Defizite der Person zu erfassen. Zum anderen müssen aber auf jeden Fall die Stärken, die Fähigkeiten und die Ressourcen der Person erfasst und in die Therapieplanung einbezogen werden. Es ist wichtig, sich von dem alten Menschen beschreiben zu lassen, was seine persönlichen Stärken und Fähigkeiten sind. Diese Beschreibung macht auch eine Aussage über das Selbstbild der Person. Es kann festgehalten werden, ob der Mensch seine Fähigkeiten und Stärken realistisch einschätzt. Es kann vorkommen, dass die Angaben des alten Menschen bezüglich seiner Fähigkeiten von dem, was in einer Befunderhebung, in der die motorischen und kognitiven Fähigkeiten getestet und beobachtet werden, abweichen.

- **Rollen**: Zu besprechen ist, welche Rollen die Person zur Zeit ausübt und welche sie in Zukunft gerne (wieder) ausüben möchte. Bei der Ausübung der Rollen ist zu unterscheiden, ob die Rolle passiv oder aktiv ausgeübt wird. Zum Beispiel ist eine alte Frau Oma. Sie kann diese Rolle aber aufgrund einer Beeinträchtigung im Moment nicht aktiv ausfüllen, so wie sie es selbst gerne möchte oder wie es den Erwartungen der Familie entspricht. Zu berücksichtigen sind die Rollen als Bewohner, Patient, Schwester/Bruder, Ehemann/Ehefrau, Mutter/Vater, Oma/Opa und Freund. In sehr seltenen Fällen übt die Person die Rolle als Tochter oder Sohn aus.
  Für diesen Punkt kann der hierfür erstellte Rollenerhebungsbogen auf Seite 28 oder die Rollencheckliste von MOHO herangezogen werden.

Die achte Seite beinhaltet Ausführungen über:

- **Wünsche/Ziele**: In der ergotherapeutischen Behandlungsplanung sollten auf jeden Fall die Ziele und Wünsche der Person berücksichtigt werden. Beides fließt ebenfalls in die Zielaufstellung mit ein. Oft fällt es den alten Menschen nicht leicht, sowohl eigene Wünsche als auch Ziele für sich zu formulieren. Anhand von einem Beispiel kann hier die Person angeregt werden.

- **Informationsauswertung**: Hier wird anhand der gewonnenen Informationen eine kurze Zusammenfassung der Datenerhebung vorgenommen. Handlungsbezogene Schwerpunkte, die in der Therapie verfolgt werden sollen, werden festgehalten. Hypothesen bezüglich der Gesamtzusammenhänge werden erstellt, wobei auch die Umwelt einbezogen wird. Erste Ideen für die therapeutische Vorgehensweise werden festgehalten.

Die neunte Seite beinhaltet folgende Daten:

- **Ergotherapeutische Zielsetzung**: Nachdem die Ziele mit der zu interviewenden Person festgelegt wurden, obliegt es jetzt dem Therapeuten, die Zielstruktur aufzubauen. Neben den besprochenen Handlungszielen werden die Basisziele ausgewählt, um die Handlungsziele zu erreichen. Nachdem diese Hierarchie erstellt wurde, ist sie mit dem alten Menschen und/oder seinen Bezugspersonen zu besprechen. Es wird die Vorgehensweise erklärt und Zusammenhänge werden aufgezeigt. Die Erklärung gegenüber den Bezugspersonen erfolgt auf jeden Fall, wenn die zu behandelnde Person von einer Demenz betroffen ist.
  Für das Erstellen einer Zielhierarchie kann der oben angegebene Erhebungsbogen zur Betätigungsperformanz (s. Seite 19 f.) oder das Assessment CMOP genutzt werden. Es finden Bewertungen und eine Hierarchisierung von Alltagshandlungen statt und der alte Mensch ist mit in die Entscheidung eingebunden.

Biografiebogen – Geriatrie

Name (Geburtsname), Vorname:	Geburtsdatum:
Geburtsort:	Familienstand:
Diagnose(n):	Datum der Erkrankung:
Kinder/Familienangehörige:	
Freunde/Kontaktpersonen:	
Erhebungsdatum:	Befragte Person(en):
Wohnort(e):	
Beruf:	Berufliche Tätigkeit(en):
Spitzname:	Fremdsprachenkenntnisse:

Tagesablauf heute:	Tagesablauf vor der Erkrankung:

Lieblinge:

Selbstversorgung:

Soziobiografie:

Schul- und Berufsbiografie:

Hobbys/Interessen:

Vorlieben/Abneigungen:

Rituale/Gewohnheiten:

Krankheitsbiografie:

Zukunftsbiografie:

Stärken/Fähigkeiten:

Rollen:

Wünsche/Ziele:

Informationsauswertung:

Ergotherapeutische Zielsetzung:

Abb. 6: Biografiebogen

Das Arbeiten mit dem Biografiebogen wird anhand eines Leitfadeninterviews und der geschlossenen Interviewform durchgeführt. Das bedeutet, dass der Interviewer Fragen vorbereitet hat, um das Gespräch zu lenken. Gleichzeitig wird dem zu Interviewenden aber noch ausreichend Spielraum gelassen, um die Fragen weitreichend beantworten zu können.
Der folgende Fragenkatalog zu den einzelnen Punkten stellt einen Vorschlag dar und kann je nach Lebenssituation des alten Menschen ergänzt werden.

Fragebereich des Biografiebogens	**Offene Frageform**	**Geschlossene Frageform**
Kinder/Familienangehörige	▪ Können Sie mir bitte Ihre Familiensituation schildern?	▪ Haben Sie Kinder? ▪ Leben Familienangehörige in Ihrem nahen Umfeld?
Wohnort/-e	▪ Wo haben Sie im Laufe Ihres Lebens gewohnt?	▪ Haben Sie immer in Münster gewohnt?
Beruf/berufliche Tätigkeiten	▪ Was haben Sie beruflich gemacht? ▪ Was mochten Sie an Ihrer beruflichen Tätigkeit?	▪ Welchen Beruf haben Sie ausgeübt? ▪ Haben Sie gerne gearbeitet? ▪ Hat Ihnen Ihre berufliche Tätigkeit Spaß bereitet?
Spitzname	▪ Wurden Sie in Ihrem bisherigen Leben mit einem anderen Namen als Ihrem Vornamen angesprochen?	▪ Haben oder hatten Sie einen Spitznamen?
Fremdsprachenkenntnisse	▪ Was fällt Ihnen zum Thema Fremdsprachen ein?	▪ Sprechen Sie weitere Sprachen als Ihre Muttersprache?
Tagesablauf	▪ Schildern Sie mir bitte Ihren Tagesablauf? ▪ Wie sieht Ihr Tag in der Regel aus?	▪ Wann stehen Sie morgens auf? ▪ Was machen Sie nach dem Frühstück?
Selbstversorgung	▪ Was machen Sie im Rahmen der Selbstversorgung eigenständig? ▪ Gibt es etwas, das Sie bei der Selbstversorgung in Zukunft anders machen möchten?	▪ Können Sie sich selbständig waschen?
Soziobiografie	▪ Erzählen Sie mir von Ihrem sozialen Leben? ▪ Was war Ihnen in sozialen Beziehungen wichtig?	▪ Hatten Sie viele Freunde? ▪ Haben Sie gerne etwas mit anderen Menschen unternommen?

Schul-/Berufs-biografie	▪ Erzählen Sie mir bitte von Ihrer Schulzeit? ▪ Würden Sie mir von Ihrem beruflichen Werdegang erzählen? ▪ Was hat Ihnen an Ihrer Schulzeit gut gefallen?	▪ Gab es etwas, das Ihnen an Ihrer Schulzeit gut gefallen hat?
Hobbys/Interessen	▪ Was haben Sie gerne gemacht, was machen Sie heute noch gerne? ▪ Was möchten Sie als Hobby in Zukunft gerne ausführen? ▪ Was haben Sie in Ihrer Freizeit gemacht?	▪ Haben Sie Hobbys? ▪ Möchten Sie wieder ein Hobby ausüben?
Vorlieben/Abneigungen	▪ Welche Vorlieben haben Sie? ▪ Was haben Sie früher in Ihrer Freizeit gerne gemacht?	▪ Haben Sie Vorlieben?
Rituale/Gewohnheiten	▪ Was ist Ihnen wichtig in Ihrem Tagesablauf?	▪ Haben Sie Rituale?
Krankheits-biografie	▪ Erzählen Sie mir von dem Verlauf Ihrer Krankheit?	▪ Hatte Sie noch weitere Erkrankungen als ...?
Zukunftsbiografie	▪ Was wünschen Sie sich für Ihre Zukunft? ▪ Wie stellen Sie sich Ihre Zukunft vor?	▪ Gibt es Wünsche, die Sie für Ihre Zukunft haben?
Stärken und Fähigkeiten	▪ Wie würden Sie Ihre Stärken beschreiben? ▪ Was können Sie im Alltag gut?	▪ Haben Sie Stärken und besondere Fähigkeiten?
Rollen	▪ Gab es unterschiedliche Rollen, die Sie ausgeübt haben? ▪ Wie war Ihre Rolle als ...?	▪ Haben Sie die Rolle als Großmutter gelebt?
Wünsche/Ziele	▪ Welche Ziele möchten Sie verfolgen? ▪ Wie könnten Ziele aussehen, die Sie verfolgen möchten?	▪ Haben Sie Wünsche oder Ziele, die Sie verfolgen möchten?

Tab. 3: Fragenkatalog für das Biografiegespräch

Das Führen von Biografiegesprächen hat gezeigt, dass bezüglich der Fragestellungen zu Beginn eines Themas mit offenen Fragen gearbeitet wird. Im Gesprächsverlauf können dann auch geschlossene Fragen gestellt werden. Beginnt der Interviewer ein Thema gleich mit einer geschlossenen Frage kann es passie-

ren, dass das Thema für die zu interviewenden Person negativ beginnt oder das Thema durch das Stellen einer geschlossenen Frage beantwortet wurde, obwohl eventuell wesentlich mehr Informationen herausgearbeitet werden könnten.
Es ist aber auch abzuwägen, ob zu einem Biografiepunkt nicht das Stellen einer geschlossenen Frage ausreicht. Zum Beispiel: Möchte man als Interviewer wissen, ob der alte Mensch eine Fremdsprache gesprochen hat, so ist die geschlossene Frage „Sprechen Sie weitere Sprachen als Ihre Muttersprache?“ vollkommen ausreichend.

Für manche Therapeuten ist es angenehmer, die Datensammlung in einem offenen Biografiebogen einzutragen.
Der Vorteil eines offen gestalteten Biografiebogens liegt darin, dass sich der Interviewer bei dem Gespräch nicht um Formalitäten, wie das korrekte Eintragen in die vorgegebenen Zeilen oder das Auskommen mit dem gebotenen Platz, kümmern muss. Diese Dinge können den Interviewer vom Gespräch ablenken, beziehungsweise für Unruhe sorgen, wenn die richtige Seite mit der richtigen Vorgabe gesucht wird. Dadurch kann es auch passieren, dass der Interviewer weitere Aussagen des zu Interviewenden nicht wahrnimmt.
Ein loses Sammeln der Informationen auf einem Bogen kann das Mitschreiben vereinfachen. Im Anschluss an das Biografiegespräch können dann die Informationen in ein von der Einrichtung genutztes Computerprogramm eingetragen oder in anderer Form entsprechend nachbereitet werden.

Biografieerhebung

Name (Geburtsname), Vorname:	Geburtsdatum:
Geburtsort:	Familienstand:
Kinder/Familienangehörige:	
Erhebungsdatum:	Befragte Person:
Wohnort(e):	
Beruf:	Berufliche Tätigkeit(en):
Spitzname:	Fremdsprachenkenntnisse:

Informationssammlung:

Informationssammlung:

Abb. 7: Offener Biografiebogen

Abschließend werden die Vor- und Nachteile von offenen und geschlossenen Fragen und verschiedenen Fragetypen dargestellt.
Die folgenden Darstellungen wurden der Ausbildungsmappe Aufbaukurs 1 (S. 48) des Bundesverbandes Gedächtnistraining e.V. entnommen und modifiziert:

Vorteile offener Fragen	Nachteile offener Fragen
▪ „Schaffen einen leichten Einstieg ▪ Bieten einen großen Antwortspielraum ▪ Können Vertrauen fördern ▪ Regen zur Meinungsäußerung an ▪ Bringen Informationen“ ▪ Vermeiden Interviewer-Dominanz	▪ „Sind zeitaufwändig ▪ Können auch verunsichern ▪ Ermöglichen Ausflüchte ▪ Provozieren u. U. nebensächliche Informationen ▪ Können vom Thema abbringen“

Tab. 4: Offene Fragetypen

Vorteile geschlossener Fragen	Nachteile geschlossener Fragen
▪ „Sind sinnvoll, wenn der Interviewer nur eine kurze Information benötigt ▪ Ermöglichen genaue Antworten ▪ Ermöglichen gezielte Informationen ▪ Stoppen den Redefluss“	▪ „Verleiten, nur mit Ja oder Nein zu antworten ▪ Können Entscheidungen bewusst in vorgegebene Richtungen lenken“ ▪ Können Druck bei der zu interviewenden Person erzeugen

Tab. 5: Geschlossene Fragetypen

Wenn ein Interview geführt wird, arbeitet der Interviewer mit verschiedenen weiteren Fragetypen. Nicht jeder Fragetyp nimmt jedoch einen positiven Einfluss auf den Gesprächsverlauf (vgl. Ausbildungsmappe des Aufbaukurses a.a.O., S. 49).
Hierunter fallen zum Beispiel die Suggestivfragen und die Kettenfragen.

Suggestivfragen haben manipulativen Charakter. Der Interviewer formuliert die Frage so, dass er die Antwort der zu interviewenden Person bereits vorgibt.
Beispiel: „Es ist Ihnen doch bestimmt recht, wenn wir zuerst mit dem Gespräch über Ihre Eltern beginnen?“

Kettenfragen verbinden zwei oder mehrere Fragen. Gerade bei älteren Menschen kann diese Fragetechnik dazu führen, dass die Beantwortung der Fragen schwerfällt und somit der Gesprächsfluss durch das Nachfragen des zu Interviewenden unterbrochen wird. Das Gespräch kann seine Struktur verlieren.

Beispiel: „Wie empfanden Sie Ihre Kindheit und was haben Sie alles gerne gemacht?“

Hingegen stellen Alternativfragen und zurückgegebene Fragen gute Frageformen dar, weil sie dem zu Interviewenden die Möglichkeit bieten, zwischen Dingen zu wählen. Diese Frageform bietet sich zum Beispiel an, wenn der Interviewer spürt, dass das angesprochene Thema dem älteren Menschen nicht behagt.
Beispiel: „Möchten Sie das Thema verlassen und wir unterhalten uns über Ihre berufliche Tätigkeit?“

In manchen Gesprächssituationen kommt es vor, dass der ältere Mensch im Gesprächsverlauf in Gegenfragen verfällt. Erfahrungsgemäß ist dies eher der Fall, wenn die Person emotional sehr betroffen ist.
In dieser Situation ist es sinnvoll, die Frage an die Person zurückzugeben.
Beispiel:
Interviewter: „Finden Sie, es war richtig, wie ich mich verhalten habe?“
Interviewer: „Waren Sie denn damals der Ansicht, dass Ihr Verhalten richtig war?“

Bei der biografischen Befragung in Form eines Leitfadeninterviews sind folgende Faktoren wichtig:

- Auf die emotionale Befindlichkeit des alten Menschen achten. Fragen können unbeabsichtigte und unvorhergesehene Emotionen auslösen. Es kann dann sinnvoll sein, das eigentliche Biografiegespräch zu beenden und einen guten Abschluss für die Therapieeinheit zu finden, so dass der alte Mensch sich nicht in einem „Stimmungstief“ befindet. Manchmal ist es sinnvoll, im Anschluss an ein Gespräch die Mitarbeiter der Pflege oder die Angehörigen über den Gesprächsverlauf in Kenntnis zu setzen. Verhaltensweisen des alten Menschen können dann richtig eingeordnet werden und die Bezugspersonen können dem alten Menschen den vielleicht benötigten Zuspruch geben.

- Flexibilität beim Stellen der Fragen zeigen. Fragen sollten gegebenenfalls nicht gestellt werden, andere Fragen werden spontan hinzugenommen oder Fragen werden umformuliert.

- Die Zeit im Blick halten, um eine Überforderung des alten Menschen zu vermeiden und den Spaß an der Biografiearbeit beizubehalten.

- Die zu interviewende Person niemals zum Besprechen von Themen zwingen.

4.6.1.2 *Themenzentrierte Gespräche*

Dieses Angebot der Biografiearbeit lässt sich gut in einem Altenheim umsetzen.
Die Bewohner treffen sich regelmäßig zu einem Gesprächskreis und tauschen sich über ein vorher bekanntes Thema aus.
Dieses Thema kann vorgegeben werden oder die teilnehmenden Personen besprechen am Ende eines jeden Treffens, welches Thema bei der kommenden Zusammenkunft besprochen werden soll.

Die Bewohner haben so die Möglichkeit, sich auf die Themen vorzubereiten. Vielleicht besitzt die eine oder andere Person noch Gegenstände zum Thema, die sie zum nächsten Treffen mitbringen kann.
Fotos oder Bilder können ebenfalls zur Anregung des Gesprächs eingesetzt werden.

Wichtig ist es, bei den Gesprächskreisen eine angenehme Atmosphäre zu schaffen. Zum Beispiel kann Kaffee und Kuchen gereicht werden. Ideal ist es, wenn an einem runden, nett eingedeckten Tisch zusammengesessen wird.

Die Gruppe sollte vier bis sechs Bewohner nicht übersteigen, damit die Personen auch öfter zu Wort kommen können. Gleichzeitig entsteht im kleinen Kreis eine gemütliche Atmosphäre, in der es den Personen erfahrungsgemäß leichter fällt, sich zu öffnen.
Bewohner, die während eines solchen Angebots regelmäßig einschlafen, sollten an diesem nicht teilnehmen. In diesem Fall stört ihre Anwesenheit das Gruppengeschehen.
Außerdem ist zu überlegen, ob die Gruppe als geschlossene Gruppe stattfinden soll.
Sinnvoll bei dieser Art der Vorgehensweise ist es, wenn die Gruppenleitung einen Gegenstand mitbringt und in die Mitte auf den Tisch stellt, um das Thema für die Bewohner in Erinnerung zu rufen und um die Bewohner am Thema zu halten.

4.6.1.3 *Gesprächskreise*

Auch diese Methode eignet sich für den Einsatz in der Biografiearbeit.
Im Gegensatz zu den themenzentrierten Gesprächen, finden sich bei dieser Form der Biografiearbeit Menschen unvorbereitet zusammen und unterhalten sich über Themen, die sich während des Gesprächs ergeben.
In einer lockeren und ungezwungenen Atmosphäre werden Erfahrungen und Erlebnisse oder Meinungen ausgetauscht.
Es kann sein, dass diese Form der Zusammenkunft für die Erstellung der Biografien nicht so effektiv ist, wie die themenzentrierten Gespräche, da nicht einzu-

schätzen ist, welche Themen bei dem Treffen besprochen werden und die Teilnehmer sich nicht vorbereiten konnten. Oder es werden Themen besprochen, die für die Erstellung der Biografie nicht von Bedeutung sind.

Bei den beiden letztgenannten Erhebungsmöglichkeiten ist es in der Regel schwierig, sich bei der Aktivität Notizen zu fertigen. Oftmals ist es aufgrund der gewonnenen Datenfülle nur möglich, dass prägnante Informationen festgehalten werden.

4.6.1.4 Auktion der Wünsche

Diese Methode stellt eine Möglichkeit dar, um Informationen über die Zukunftsbiografie des alten Menschen zu erhalten (Idee modifiziert nach einer Anregung der Trainerin der Fortbildung zur zertifizierten Gedächtnistrainerin). Die Aufgabe besteht darin, Zukunftswünsche zu ersteigern.

Für die Durchführung bedarf es ebenfalls einer Vorbereitung. Auf Metaplankarten werden diverse Zukunftswünsche notiert; dabei wird auf einer Karte immer nur ein Wunsch festgehalten.
Je nach Klientel, also ältere Menschen in ihrer eigenen Wohnumgebung oder ältere Menschen, die in einem Altenheim leben, werden sich Gedanken über mögliche Zukunftswünsche gemacht und diese sind auf den Karten zu notieren. Die Auswahl der Wünsche erfolgt personenunabhängig und kann für folgende Einsätze ergänzt oder ausgetauscht werden.

Außerdem werden zum Beispiel Knöpfe oder andere kleine Gegenstände benötigt, die als „Zahlungsmittel“ eingesetzt werden. Jeder Teilnehmer erhält die gleiche Anzahl von „Zahlungsmitteln“, zum Beispiel 30 Knöpfe. Diese Menge sollte schon gegeben sein, damit ein Bieten stattfinden kann und mehrere Karten erworben werden können.

Die teilnehmenden Personen sitzen gemeinsam an einem Tisch und der Therapeut liest einen Wunsch vor. Die Gruppenmitglieder haben jetzt die Möglichkeit, diesen Wunsch zu ersteigern und als Gegenwert ihr Zahlungsmittel einzusetzen.
Aufgrund der zugeteilten Zahlungsmittel ist die Möglichkeit des Eintauschens begrenzt. Die Wünsche auf den Karten werden nur nacheinander vorgelesen, so dass die Teilnehmer keinen Einblick über das gesamte Kartenspektrum haben. Sie müssen sich also, ohne zu wissen was noch kommt, entscheiden.
Wenn alle Karten vorgelesen wurden, initiiert der Therapeut ein Gespräch über die ersteigerten Karten (es können aber auch Karten nicht ersteigert werden).

Gesundheit
In Urlaub fahren
Teilnahme an Aktivitäten
Besuch der früheren Wohnumgebung
Neues Hobby finden
Besuch der Familie
Partner finden
Freunde finden

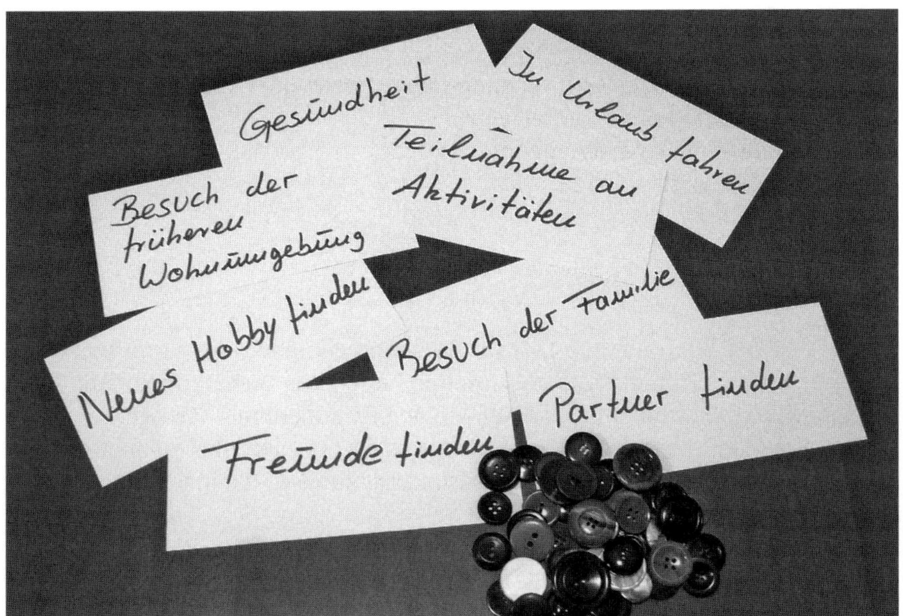

Abb. 8: Wunschkarten und Knöpfe als Zahlungsmittel

Diese Form der Biografiearbeit kann auch in einem Einzelkontakt eingesetzt werden, wobei hier das Bieten entfällt und die Anzahl der Zukunftswünsche, ebenso wie die Höhe des „Zahlungsmittels“, reduziert sein sollte. Bei dieser Vorgehensweise gibt der Therapeut zu Beginn vor, wie viel eine Wunschkarte „kostet“.

Wichtig ist es, das Angebot in einer Therapieeinheit abzuschließen. Ein erneutes Anknüpfen ist aufgrund der Angebotsstruktur nicht sinnvoll.

4.6.1.5 Satzergänzungsbogen

Mit dem Satzergänzungsbogen liegt ein Medium vor, das dem alten Menschen zur Verfügung gestellt werden kann und der zur Vorbereitung auf ein Biografiegespräch in der Gruppe oder zu einem biografischen Interview mitgebracht wird. Dieser Bogen dient als Gesprächsgrundlage und der alte Mensch hat die Möglichkeit, sich in Ruhe Gedanken über seine Biografie zu machen.
Die Satzanfänge sind in der „Ich-Form“ vorgegeben, um eine höhere Identifikation zu erzielen. Zum Beispiel: „Am liebsten möchte ich …“ Aufgrund dieser Formulierung eignet sich der Bogen aber nicht zum Ausfüllen durch dritte Personen.
Im Anhang befindet sich der Satzergänzungsbogen als Kopiervorlage.

4.6.2 Aktivitätsorientierte Biografieerhebung

Bei der aktivitätsorientierten Biografieerhebung setzt der Therapeut ein Medium ein, das die Datenerhebung unterstützt.
Die Teilnehmer sind je nach Angebot mehr oder weniger aktiv an der Gestaltung der Aufgabe beteiligt.

4.6.2.1 Der Biografiebrief

Diese Form der Biografiearbeit ist für Personen geeignet, die gerne schreiben beziehungsweise früher gerne geschrieben haben. Mit Sicherheit kommt diese Form der Biografiearbeit nur für einen kleinen Personenkreis in Frage.
Es gibt alte Menschen, denen diese Vorgehensweise emotional zu anstrengend sein kann oder sie haben körperliche Einschränkungen, die ihnen diese Vorgehensweise nicht mehr ermöglicht.

Aber das Anfertigen eines handgeschriebenen Briefes hat für die derzeitige ältere Generation einen ganz anderen Stellenwert als dies in fünfzig Jahren der Fall sein wird. In der Jugend- und Erwachsenenzeit dieser Personen haben die Menschen sich viele Briefe geschrieben. Zum Teil war es die einzige Kommunikationsmöglichkeit mit Verwandten und Freunden.
Das Erhalten oder Warten auf einen Brief löste Emotionen aus. Diese mit einem Brief verbundenen Emotionen können auch beim Schreiben eines oder mehrerer Biografiebriefe ausgelöst werden.

Das Schreiben eines Briefes ist etwas sehr Persönliches, das Zeit braucht und einem ganz eigenen Tempo unterliegt. Das Lesen von Worten in der eigenen Handschrift geschrieben, hat eine andere Wirkung auf den Menschen, als der gleiche Satz geschrieben mit dem Computer.

Bei dieser Form der Biografiearbeit wird der ältere Mensch aufgefordert, einen Biografiebrief zu schreiben. Der Brief kann das Leben, Lebensabschnitte oder einzelne Themen beinhalten (vgl. Ruhe a. a. O., S. 82).

Die Person kann den Brief an sich selber oder an einen von ihm ausgewählten Menschen schreiben (vgl. Ruhe a.a. O. S. 82).
Für einige Menschen kann es leichter sein zu schreiben, wenn sie sich vorstellen, dass sie die Zeilen an eine bestimmte Person richten.
Zu berücksichtigen ist, dass diese Auswahl einer Person schon den Inhalt und den Schreibstil beeinflussen kann. Zum Beispiel ist es etwas anderes, ob das Thema „Verlust des Ehepartners“ in Gedanken an eine Freundin oder dem eigenen Kind geschrieben wird.

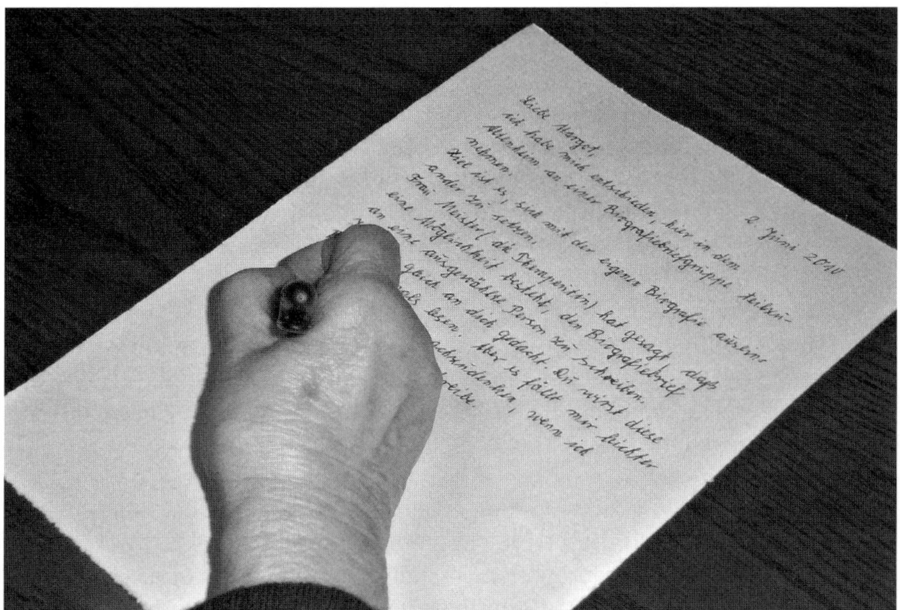

Abb. 9: Biografiebrief

Aus den oben genannten Gründen ist es sinnvoll, keine Vorgaben zur Person zu machen, an die der Brief geschrieben wird. Vielleicht möchte der ältere Mensch den Brief auch an sich selbst schreiben, als sogenannte Lebensbilanz.

Ergibt es sich im Laufe der Zusammenarbeit mit dem alten Menschen, dass diese Form der Biografiearbeit ein passendes Medium darstellt, sollte zu Beginn besprochen werden, ob und wie eine Kommunikation über den Inhalt erfolgen soll.
Es kann sich aber auch ergeben, dass diese Form der Biografiearbeit ein ganz persönliches Mittel für die Person darstellt, sich mit ihrer Lebensgeschichte auseinanderzusetzen. In diesem Fall sollte dann ein ergänzendes Mittel ausgesucht werden, um an biografische Informationen für die therapeutische Arbeit zu gelangen.

Vielleicht besteht aber in einer Einrichtung auch die Möglichkeit, eine Biografiebriefgruppe ins Leben zu rufen, die sich regelmäßig einmal im Monat trifft.
Die Teilnehmenden besprechen bei ihren regelmäßigen Treffen, welches Thema der nächste Brief beinhalten soll.
Die Personen haben zwischen den Treffen Zeit, diesen Brief anzufertigen.
Die weitere Verfahrensweise mit den geschriebenen Briefen muss mit der Gruppe zu Beginn abgesprochen werden und alle müssen einverstanden sein.

Bei dem folgenden Treffen können die Briefe zum Beispiel den anderen Anwesenden vorgelesen werden oder man spricht über den Inhalt der Briefe. Auch ist zu überlegen, ob die Briefe eine Begrenzung in der Länge erhalten sollen.
Wichtig ist bei dieser Art der Gruppe, in der die Personen sich gegenseitig persönliche Dinge mitteilen, dass es sich um eine geschlossene Gruppe handelt. Bei dieser Verfahrensweise der Biografiearbeit baut sich schnell ein Vertrauensverhältnis auf und die Teilnehmenden müssen sich sympathisch finden. Ein Wechsel der Teilnehmer sollte bei dieser Form der Biografiearbeit nicht vorgenommen werden.
Das heißt, dass immer dieselben Personen teilnehmen. Ist ein Gruppenteilnehmer verhindert, so wird dieser freie Gruppenplatz nicht durch eine andere Person gefüllt, sondern die Gruppe besteht dann bei dem entsprechenden Treffen aus den verbleibenden Teilnehmern. Die Anzahl der Treffen wird gemeinsam mit den Teilnehmern abgesprochen.

Außer dem Leiten der Gruppe kann es die Aufgabe des Ergotherapeuten sein, dem alten Menschen für dieses Projekt die entsprechenden Hilfsmittel zur Verfügung zu stellen. Das Ausprobieren von verschiedenen Stiften, das Anpassen von Griffverdickungen oder das Anfertigen von Papier mit entsprechend großen Zeilenabständen können als unterstützende Maßnahmen beispielhaft genannt werden.
Personen, die aufgrund ihrer Erkrankung nicht mehr in der Lage sind einen Brief selbständig zu schreiben, kann alternativ ein Aufnahmegerät eingerichtet werden. Diese Vorgehensweise bietet sich zum Beispiel auch für diejenigen an, die zu Hause leben und sich mit der eigenen Biografie auseinandersetzen möchten.

4.6.2.2 Eigene Beobachtungen

Ergänzend zu den Informationen, die durch den Einsatz von Aktivitäten gewonnen oder durch das biografische Interview zusammengetragen werden, dienen die eigenen Beobachtungen ebenfalls als Quelle, um Informationen über die Biografie des Bewohners zu sammeln.

Bei dem biografischen Interview kann bei den Ausführungen, die die zu interviewende Person äußert auf die Mimik und Gestik geachtet werden. Auch die Stimmlage gibt Auskunft über die Emotionen zu einem Ereignis. Es kann vorkommen, dass das Gesagte nicht mit der Mimik oder Stimmlage der Person übereinstimmt.
Diese Beobachtungen werden notiert und vielleicht in einer anderen Situation nochmals angesprochen oder mit einem Medium thematisiert. Dann lässt sich vielleicht die Ambivalenz zwischen Gesagtem und dem Ausdruck genauer aufklären.

Zum Beispiel erzählt eine Person im Biografieinterview, dass es ihr nichts ausmacht, 200 km weit weg vom bisherigen Wohnort gezogen zu sein und dass alle Verbindungen zu Freunden und Bekannten dadurch abgebrochen sind. Sie freut sich, jetzt in der Nähe der Tochter zu leben. Der Umzug vom eigenen Haus in das Altenheim macht ihr nichts aus.
Der Interviewer empfindet diese Aussage aber ganz anders. Durch die Körpersprache und Mimik des alten Menschen bekommt er den Eindruck, dass es der Person nicht gleichgültig ist, wo sie wohnt und dass sie die gewohnte Umgebung vermisst.
Um sich über diese Ambivalenz Klarheit zu verschaffen, kann zum Beispiel in einem kleinen Gesprächskreis mit Bewohnern, die ähnliche Erfahrungen mit einem solchen Umzug gemacht haben, diese Situation thematisiert werden.
Auch können Beobachtungen im Alltag zur Vervollständigung der Biografie beitragen. Zum Beispiel wird bei einer dementen Person, die sich selbst nicht mehr äußern kann beobachtet, wie sie sich bei klassischer Musik entspannt und zur Ruhe kommt. Diese Beobachtung kann im täglichen Miteinander genutzt werden, um eine Alltagssituation für den Betroffenen angenehmer zu machen. Konkret können die Mitarbeiter der Pflege dieses Wissen nutzen, um bspw. die Situation des Duschens für den alten Menschen entspannter zu gestalten.

4.6.2.3 Themenkisten

Die Themenkisten werden vom Ergotherapeuten individuell zusammengestellt. Sie beinhalten jeweils themenorientiert verschiedene Medien, die den alten Menschen unterstützen sollen, sich an bestimmte Ereignisse bzw. Erlebnisse aus seinem bisherigen Leben zu erinnern. Dabei kann es sich hier sowohl um Bildkarten mit typischen Gegenständen, als auch um typische Gegenstände an sich handeln. Der Fantasie sind keine Grenzen gesetzt und die Auswahl sollte sich an dem Bedarf der Zielgruppe orientieren.
Je nachdem welche Themen angesprochen werden sollen und über welche Lebenssituationen Informationen zu sammeln sind, werden Materialien zusammengetragen.
Das Anfassen dieser Medien, also das Erfassen über einen weiteren Sinneskanal als den visuellen, regt die Erinnerungen zweifellos mehr an. Je mehr Wahrnehmungsbereiche in die Arbeit integriert werden, desto größer ist die Stimulation. Gerade bei dementen Menschen ist dieser Einsatz von Medien eine gute unterstützende Maßnahme, um Erinnerungen zu wecken.
Aber auch nicht demente ältere Menschen haben Freude und schwelgen in Erinnerungen, wenn sie Gegenstände von früher betrachten können.
Diese Kisten helfen auch, ein Gespräch über die Vergangenheit zwischen Therapeut und dem alten Menschen, der nicht von einer Demenz betroffen ist, lebendiger zu gestalten und differenziertere Erinnerungen zu wecken, als wenn beide

Personen dieses Biografiegespräch ohne unterstützendes Medium durchführen würden. Nach folgenden Themen können diese Kisten z. B. mit Materialien gefüllt werden:

- Wohnen
  - Zimmerschlüssel
  - Bilder von Häusern, Wohnungen
  - Bilder von Räumen
  - Gartenbilder

- Schule/Ausbildung/Studium
  - Schulhefte von früher
  - Schiefertafel
  - Alte Schulbücher
  - Vergrößertes Bild mit einer Person in Schuluniform
  - Butterbrotpapier
  - Brotdose

- Arbeit/Beruf
  - Vergrößerte Fotos von Personen bei der Arbeit aus damaliger Zeit
  - Verschiedene Werkzeuge

- Essen
  - Kaffeebohnen
  - Verpackungen aus damaliger Jugend-Erwachsenenzeit
  - Geschirr
  - Einweckglas

- Hygiene
  - Stück Seife
  - beliebte Düfte von früher
  - Kamm, Bürste
  - Rasierapparat, Garnitur zum Nassrasieren
  - Waschlappen
  - Zahnbürste und Zahnpasta
  - Vergrößerte Fotos von damaliger Unterwäsche
  - Originalverpackungen oder Fotos von ihnen

- Hausarbeit
  - Nähkorb mit Utensilien
  - Kittelschürze
  - Alte Kochbücher

- Waschbrett
- Mopp
- Historische Küchengeräte

- Freizeit
  - Bilder von früher zum Thema Schwimmen
  - Bilder von früher zum Thema Wandern
  - Bilder von früher zum Thema Radfahren
  - Alte Handtaschen
  - Bestickte Taschentücher
  - Alte Bücher
  - Musik aus damaliger Zeit

- Tiere
  - Verschiedene Plastiktiere wie Katze, Hund, Vögel, Hühner, Kühe, Kaninchen
  - Vergrößerte Fotos mit Tieren

- Feiern
  - Weihnachtsbaumanhänger
  - Lametta
  - Ostereier
  - Geburtstagskerze
  - Konfirmationskarte
  - CD mit Weihnachtsmusik

- Urlaub
  - Bilder von Autos aus damaliger Zeit
  - Bilder von Zugreisenden aus damaliger Zeit
  - Alter Reisekoffer
  - Sand, Muscheln, Steine
  - Bild von einem Strand
  - Bild mit Bergen

- Liebe/Freundschaft
  - Alte (Liebes-) Briefe
  - Vergrößerte Fotos

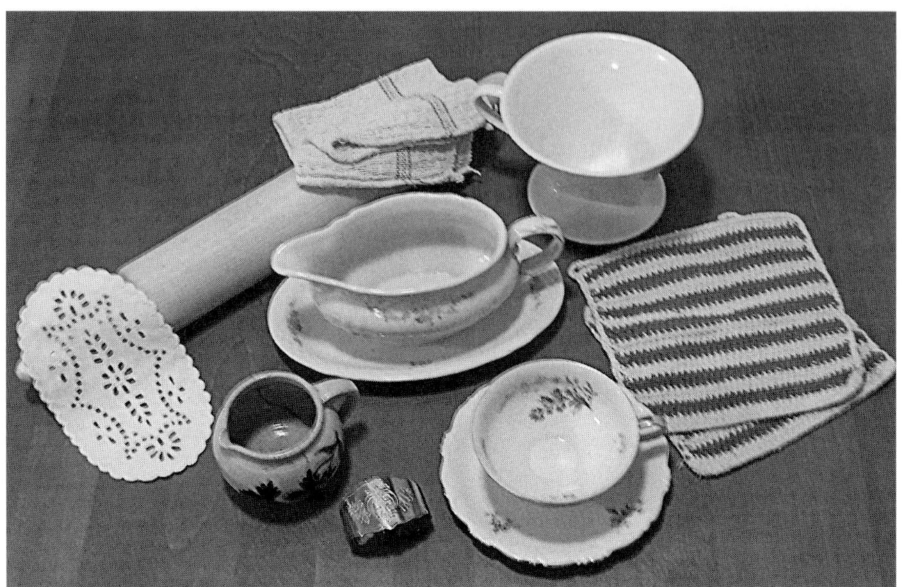

Abb. 10: Auszug aus der Materialauswahl für eine Themenkiste „Haushalt“

Gerade für Therapiegruppen eignen sich diese Kisten sehr gut, um das Gespräch anzubahnen, im Fluss zu halten und die alten Menschen zu ermutigen, sich im Rahmen ihrer Möglichkeiten zu beteiligen.
Die Kisten können immer ergänzt oder die Gegenstände jederzeit ausgetauscht werden. Sie stellen somit ein wachsendes und zielgruppenorientiertes Medium dar. Dieses Angebot eignet sich, wie das Folgende, auch gut für alte Menschen, die im Rahmen eines Hausbesuchs behandelt werden.

4.6.2.4 Landkarten/Stadtpläne

Anhand von Landkarten und Stadtplänen kann eine Reise durch die Zeit mit dem Bewohner nachvollzogen werden. Diese Medienwahl bietet sich auch, ähnlich wie die Themenkisten, für eine Gruppensituation an. Es besteht dadurch die Möglichkeit, in kürzerer Zeit von mehreren Bewohnern Lebensdaten zu erhalten. Auf einer Metaplanwand oder auf einer dünnen Styroporplatte befestigte Landkarten oder Stadtpläne können dann mit farbigen Steckern die Urlaubsziele oder Wohnorte des Bewohners markiert werden. Bei den Stadtplänen können zum Beispiel für den Bewohner bedeutsame Örtlichkeiten aufgezeigt werden. Dabei erhält jeder Bewohner, wenn die Bearbeitung der Stadtpläne in der Gruppe durchgeführt wird, eine ihm zugeordnete Farbe. Somit lassen sich die „Lebensbereiche“ für den einzelnen Bewohner gut sichtbar darstellen.
Das Arbeiten in einer Gruppe, deren Bewohner aus derselben Stadt stammen, wird zu einem lebendigen Austausch beitragen und vielleicht erkennen die Be-

wohner Gemeinsamkeiten, von denen sie vorher nichts wussten. Dieses Angebot kann dazu führen, dass sich auch außerhalb von Gruppenangeboten Kontakte zwischen Bewohnern ergeben.
Ein Beispiel soll eine mögliche Vorgehensweise exemplarisch darstellen.
In einem ersten Interviewgespräch mit Herrn M. wurde dieser nach Orten beziehungsweise Städten gefragt, die für ihn eine „Lebensstation" darstellen. Folgende Städte konnten auf der Karte markiert werden:

Berlin:
Hier wurde Herr M. im westlichen Teil der Stadt 1930 geboren und ist in einer Wohnung, als Einzelkind, aufgewachsen.

München:
Aus beruflichen Gründen ist Herr M. 1960 umgezogen und hat in dieser Stadt seine zukünftige Ehefrau kennengelernt.

Essen:
Gemeinsam mit der Ehefrau 1965 in deren Heimatstadt gezogen. Hier wurde die Tochter geboren.

Göttingen:
1975 auf Grund einer beruflichen Veränderung ist die Familie nach Göttingen gezogen. Sie wollten auch das Ruhrgebiet verlassen.

Burg auf Fehmarn:
Mehrere Sommerurlaube dort verbracht.

Lüneburg:
Aufgrund einer beruflichen Umorientierung zog die Familie 1978 um.

Hamburg:
Das Ehepaar zog 2008 nochmals um in ein Altenheim. Diese Stadt wurde gewählt, da hier die Tochter mit ihrer Familie lebt.

Für die weitere Biografiearbeit kann die Landkarte bei Bedarf wieder hinzugezogen werden, um die neuen erhobenen Informationen zu ergänzen.

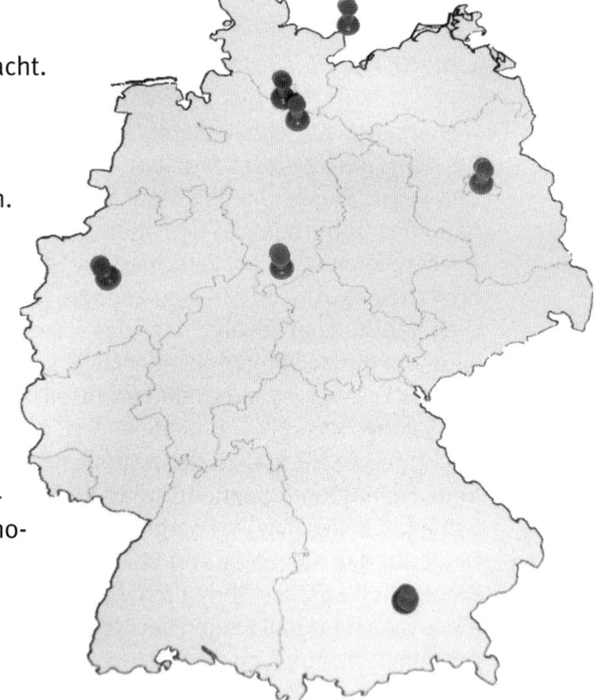

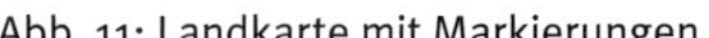
Abb. 11: Landkarte mit Markierungen

4.6.2.5 *Spaziergänge/Fahrten in die frühere Wohnumgebung*

Ist der alte Mensch noch „gut zu Fuß" und befindet sich die Senioreneinrichtung beziehungsweise die Wohnung in seiner früheren Wohnumgebung, können viele Informationen gewonnen werden, wenn ein Spaziergang durch das Stadtviertel stattfindet. Außerdem besteht die Möglichkeit, eine Fahrt mit dem Hausbus der Senioreneinrichtung in die frühere Wohnumgebung zu unternehmen. Erfahrungsgemäß genießen die alten Menschen, die nicht mehr eigenständig in der Lage sind, die Einrichtung/ihre Wohnung zu verlassen, diese Fahrten sehr.
Man kann gemeinsam Plätze und Gebäude aufsuchen, die für die Person eine Bedeutung haben, beziehungsweise zu denen eine Verbindung besteht. Dies kann zum Beispiel ein bestimmtes Café oder das Gebäude der früheren Arbeitsstätte sein.

Bei der Planung eines gemeinsamen Spaziergangs, sind die körperlichen Fähigkeiten des alten Menschen nicht zu überschätzen. Es kann leicht passieren, dass die motorischen Fähigkeiten oder die Belastungsfähigkeit des alten Menschen falsch eingeschätzt werden, und die gut gemeinte Aktivität stellt dann eine zu große Anstrengung für die Person dar. Sicherheitshalber sollte ein Rollstuhl bei der Aktivität mitgenommen werden.
Außerdem muss die Länge, also die Route des Spaziergangs, vorab genau geplant werden, damit es nicht zur Überforderung der Teilnehmer kommt.

4.6.2.6 *Der Einsatz von Musik/Geräuschen/Düften*

Das Arbeiten mit Musik bietet sich ebenfalls sehr gut für Gruppenangebote an. Bei dem Einsatz dieses Mediums ist es wichtig, die richtige Musik auszuwählen. Das heißt, Musik, die den Menschen auf seinem Lebensweg begleitet hat. Anhand des Geburtsjahres des alten Menschen kann eine gute Auswahl getroffen werden. Sinnvoll ist es, verschiedene Stilrichtungen auszuwählen, um mit einem breiten Spektrum arbeiten zu können.
Die Erfahrung hat gezeigt, dass das Angebot von Musik sehr gerne angenommen wird und die Bewohner bei der Musik „mitschwingen". Das Hören von Musik ist eng mit Emotionen verbunden und stellt somit einen guten Zugang zur Biografie dar.
Als Hinweis sei ergänzt, dass Musik mit einer Taktzahl von 60 bis 70 Schlägen in der Minute entspannend wirkt und Musik mit einer Taktzahl von 80 bis 100 Schlägen in der Minute anregend ist (vgl. Hornung 1996, S. 26f.).
Nicht nur das Abspielen von Musik ist für viele Menschen anregend und löst ein Wohlgefühl aus, sondern auch das Singen altbekannter Lieder. Bei vielen alten Menschen führt das Singen der Lieder zu emotionalen Erinnerungen. Ähnlich wie bei dem Aufsagen von Gedichten zeigt es sich bei den Liedern, dass viele Men-

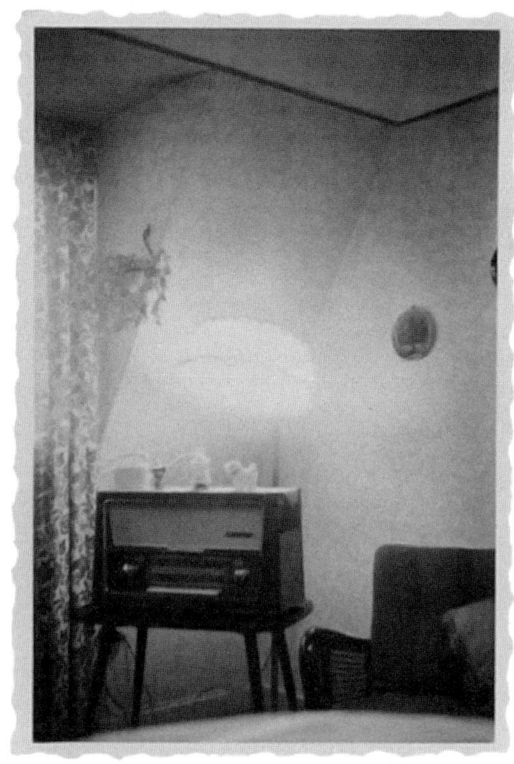

Abb. 12: Ein altes Radiogerät

schen die Texte noch auswendig wiedergeben können. Wenn auch nicht immer zu hundert Prozent, so aber doch nahezu lückenlos.

Auch Geräusche eignen sich gut, um biografische Informationen zu erhalten. Zum einen gibt es CDs mit zum Beispiel Vogelgeräuschen oder Meeresrauschen, zum anderen lassen sich sehr gut CDs mit Alltagsgeräuschen einsetzen. Diese zusammengestellten und käuflich zu erwerbenden Boxen haben zu dem jeweiligen Geräusch zusätzlich eine große Karte, auf der die gehörte Tätigkeit zu sehen ist. Diese CDs lassen sich zum Beispiel gut ergänzend einsetzen, wenn auch die Gegenstände auf dem Tisch liegen. Somit wird neben dem haptischen Reiz auch ein akustischer Reiz gesetzt, was die Fähigkeit zur Erinnerung gut unterstützt.

Mit dem Einsatz von Düften muss sorgsam umgegangen werden. Das Angebot ist gut auszuwählen. Bei der Wahl ist zu bedenken, dass nicht jeder Duft von jedem Menschen als gleich angenehm empfunden wird. Der Geruchssinn ist ein äußerst sensibler Sinn, deshalb ist es wichtig, auch auf die Dosierung zu achten.
Den Duft nicht direkt unter die Nase der Person halten, die riechen möchte, weil die Bewohner manchmal unbedacht tief einatmen und es dann zu einem unan-

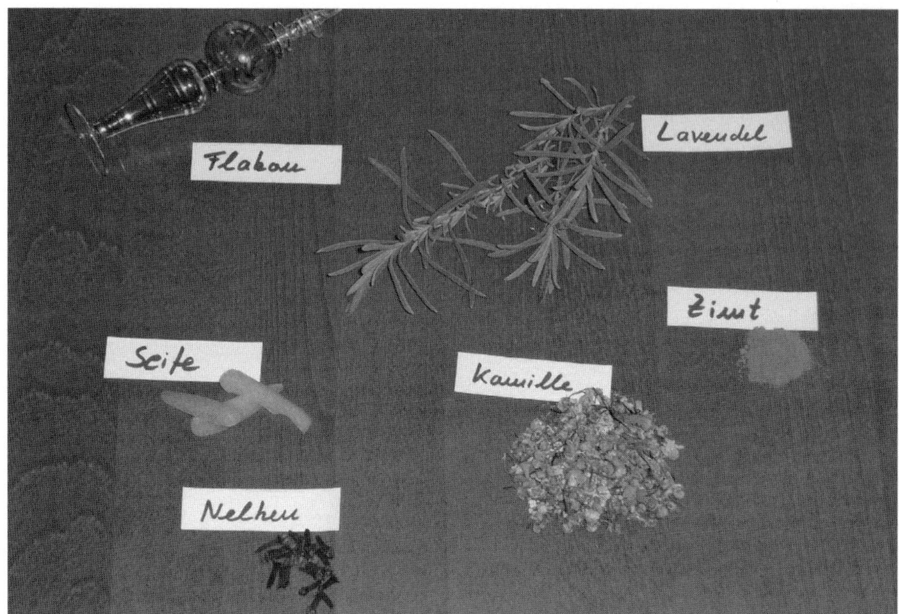

Abb. 13: Auswahl von Duftangeboten

genehmen Erlebnis kommt, wenn sie den Geruch nicht mögen oder, wenn es sich um einen scharfen beißenden Geruch handelt. Bei dementen Menschen ist das Behältnis mit dem Duft etwas weiter entfernt zum Riechen anzubieten, um dem oben beschriebenen Aspekt vorzubeugen. Ein dementer Mensch kann, je nach Stadium, mit der Begrifflichkeit des Duftes nichts mehr anfangen und ist so nicht in der Lage zu entscheiden, wie dicht er das Behältnis an die Nase heranführen sollte.

Wenn zum Beispiel in einer Gruppe alle Teilnehmer an dem Duft gerochen haben, kann ein Biografiegespräch erfolgen. Der Duft stellt also ein anregendes Medium dar. Wenn bspw. eine Flasche mit einem zeittypischen Duft herumgereicht wird, kann sich mit Sicherheit so manche Teilnehmerin an Veranstaltungen oder Situationen erinnern, bei der sie ein Stofftaschentuch und einen kleinen Flakon in der Tasche hatte.

Auch Düfte werden, wie die Musik, mit sowohl positiven, als auch negativen Erlebnissen verbunden.
Der Geruch von verbranntem Holz kann zum Beispiel an den Ofen in der Küche erinnern, auf dem die Mutter das Essen zubereitet hat und weckt bei der Person das Gefühl der Sicherheit und Geborgenheit. Dieser Geruch kann aber bei einer anderen Person in der Gruppe die Erinnerung an brennende Gebäude hervorrufen.

Wichtig ist es dann, in einer situationsgerechten Gesprächsführung die Thematik zu bearbeiten und den Bewohner nicht mit seinen Emotionen alleine zu lassen.

Folgende Düfte können den älteren Menschen zum Beispiel angeboten werden:
- Zeittypischer Damenduft
- Zeittypischer Herrenduft
- Lavendelsäckchen
- Kernseife
- Bohnerwachs
- Typische Backgewürze
- Kräutertöpfe
- Kaffeepulver
- Blumendüfte
- Düfte, von denen man weiß, dass eine Person persönliche Erinnerungen mit ihnen verbindet

Grundsätzlich gilt für alle Gruppenangebote, dass sie eine Gruppengröße von 4 bis 8 Personen nicht übersteigen sollen, wenn eine vertrauensvolle Atmosphäre erzeugt werden soll und die Biografiearbeit so effektiv gestaltet wird, dass Informationen zur weiteren Verarbeitung gewonnen werden. Je nach Angebot ist die Gruppengröße individuell festzusetzen.

4.7 Möglichkeiten der Datendarstellung

Wenn die zeitlichen Kapazitäten in der täglichen Arbeit bestehen und vor allem, wenn ein therapeutischer Nutzen gezogen wird, dann sollten die von dem alten Menschen erhobenen Daten anschaulich gesammelt und dargestellt werden. Dies ermöglicht es dem Therapeuten, den Kollegen, den Angehörigen und nicht zuletzt vor allem dem alten Menschen selber, die Daten zu gebrauchen.

Die weiterführende Arbeit mit den gewonnenen Daten ist mit Sicherheit in erster Linie ein Ansatz für die Arbeit im geriatrischen Langzeitbereich.
Kollegen der unterschiedlichen Professionen können wesentlich schneller und anschaulicher das „Leben" des Bewohners erfassen und die gewonnenen Informationen für die tägliche Arbeit mit dem Bewohner nutzen. Bei Bedarf oder Wunsch kann die Darstellung im Zimmer des Bewohners gut sichtbar arrangiert werden. Dadurch besteht zu jeder Zeit die Möglichkeit, ohne viel Aufwand in der Erinnerungsarbeit mit dem Bewohner tätig zu sein. Oder je nach Auswahl der erhobenen Informationen kann zum Beispiel eine kleine Ausstellung in der Einrichtung organisiert werden.

Durch diese Visualisierung der erhobenen Informationen mit Hilfe einer der unten aufgeführten Darstellungsformen „verschwinden" die gewonnenen Aussagen der Personen nicht einfach in der Akte des Bewohners und haben somit keine weitere Bedeutung für den Alltag mehr, sondern ihnen wird durch die Visualisierung eine Wichtigkeit beigemessen, und durch das Präsentieren nach der Erhebung setzen sie sich in den Köpfen der mit dem alten Menschen arbeitenden Personen fest.

Die im Folgenden angeführten Darstellungsmöglichkeiten zeigen auf, wie die einzelnen Lebensdaten einer Person zueinander und im zeitgeschichtlichen Kontext verarbeitet werden können.
Bei der Darstellung der Biografiedaten ist es wichtig, sich, wenn möglich, mit dem Bewohner über die Datenauswahl auszutauschen und seine Wünsche zu berücksichtigen.

4.7.1 Zeitstrahl

Beim Zeitstrahl kommt ein Instrument zum Einsatz, mit dem sehr übersichtlich der Gesamtzusammenhang der erstellten Biografie des alten Menschen erfasst werden kann. Es können individuell in chronologischer Abfolge die Daten des Zeitgeschehens notiert werden und parallel dazu die individuellen Daten des Bewohners. Diese Form der Darstellung macht es möglich, beides direkt miteinander zu vergleichen und in Beziehung zu setzen. Werden die Daten des Zeitgeschehens bereits vor dem Gesprächstermin zur Datenerhebung eingetragen, bietet diese Vorgehensweise gleich Anregungen für die Gestaltung des Gesprächs. Zum Beispiel, wenn die zu befragende Person nicht weiß, was sie erzählen soll, können die objektiven Daten eine Hilfestellung sein. Werden die zeitgeschichtlichen Daten im Anschluss an das Biografiegespräch ergänzt, sollten nur solche Daten ausgewählt und eingetragen werden, die auch einen Bezug zu der Biografie der Person haben. Die Übersicht wird sonst zu unüberschaubar.

Somit ist das Instrument auch gleichzeitig als Datenerhebungsinstrument nutzbar.
Durch diese Darstellungsart kann eine ausführliche und anschauliche Informationssammlung zusammengetragen werden, die gemeinsam auch zu einem späteren Zeitpunkt mit dem älteren Menschen, den Kollegen oder Angehörigen besprochen und analysiert werden kann.

Damit ist gemeint, dass zum Beispiel zusammen mit dem älteren Menschen anhand der Daten auf dem Strahl Zielsetzungen erarbeitet werden können.
Zielsetzungen hinsichtlich der ergotherapeutischen Arbeit, aber auch Zielsetzungen in Hinblick auf die gewünschte Lebensgestaltung in der neuen Umgebung.
Den Pflegemitarbeitern können zum Beispiel Lebenszusammenhänge, Gewohnheiten oder Rituale des Bewohners aufgezeigt werden, die der Person wichtig sind. Dadurch kann sich der Umgang aller Beteiligten mit dem alten Menschen

verändern und die Zusammenarbeit zwischen Pflegemitarbeitern und dem alten Menschen kann sich auf einer individuellen und verständnisvollen Ebene gestalten. Konfliktsituationen können so schneller aus dem Weg geräumt werden oder entstehen erst gar nicht.
Angehörigen kann bei Bedarf deutlich gemacht werden, wie die persönliche Lebensgeschichte – oder Teile von ihr – der Person mit ihren heutigen Verhaltensmustern in Verbindung zu bringen ist. Es kann aufgezeigt werden, welche Behandlungs- und Verhaltensmaßnahmen im täglichen Umgang mit dem alten Menschen zum Tragen kommen und warum.

Auch durch das Arbeiten mit dem Zeitstrahl besteht die Möglichkeit der Informationsgewinnung über:

- eventuelle Probleme, die die befragte Person hatte oder hat
- Dinge und Personen, die für den Menschen von Bedeutung sind, beziehungsweise waren
- schwerwiegende Erlebnisse/Ereignisse, die den Menschen geprägt haben
- freudige Ereignisse, die den Menschen geprägt haben
- Hobbys, Interessen, Bedeutsamkeiten, denen der alte Mensch nachgegangen ist

In einer Institution können so mit den Kollegen die Angaben analysiert werden und heutige Verhaltensweisen des alten Menschen lassen sich zuordnen, Erklärungsansätze finden und Vorgehensweisen bezüglich des Umgangs mit dem

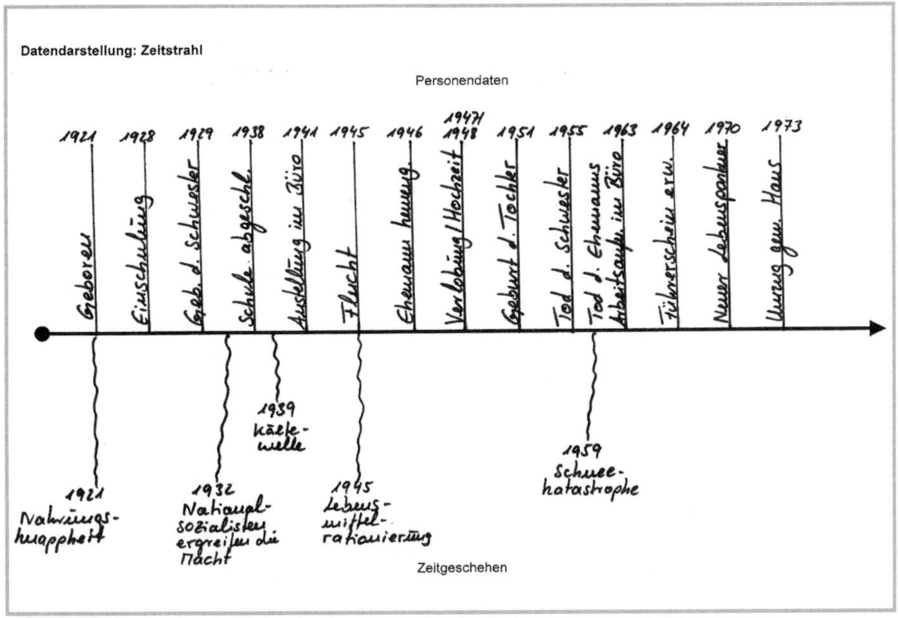

Abb. 14: Datenauszug eines Zeitstrahls

alten Menschen besprechen. Es besteht so die Möglichkeit, gemeinsam Strategien und eigene Verhaltensmaßnahmen für den täglichen Umgang mit dem alten Menschen auszuarbeiten.
Dadurch besteht zum Beispiel auch die Option, dem alten Menschen bei ungeklärten Problemen oder anderen ihm wichtigen Dingen zu helfen.
In der Regel wird sich das Notieren der Daten auf dem Zeitstrahl über mehrere Seiten erstrecken.

4.7.2 *Lebenslinie*

Bei der Darstellung der Biografie als Lebenslinie werden die erhobenen Daten als Welle dargestellt und machen dadurch die positiven und negativen Einflüsse auf das Leben des alten Menschen deutlich. Es findet eine emotionale Bewertung bei der Abbildung statt.
Diese Form der Darstellung gibt ebenso wie der Zeitstrahl sehr schnell und übersichtlich eine Wiedergabe der gewonnenen Daten her.
Nach der Erstellung dieser Linie kann, wenn der Bedarf besteht, mit dem älteren Menschen über einzelne Ereignisse vertiefend gesprochen werden.

Auch bei dieser Datenabbildung können ergänzend zu den persönlichen Angaben geschichtliche Ereignisse zur Verdeutlichung der persönlichen Einträge hinzugefügt werden.

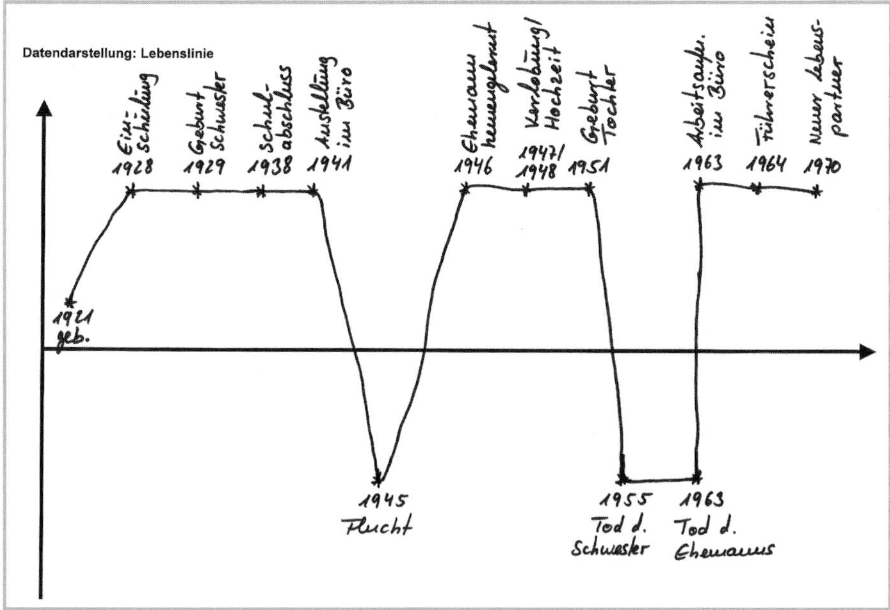

Abb. 15: Eine Darstellungsmöglichkeit einer Lebenslinie

Sowohl die Abbildung der Daten als Zeitstrahl als auch als Lebenslinie können nur einen Überblick über Zeitangaben geben. Zur Darstellung von erklärenden und ausführlichen Informationen sind andere Darstellungsweisen besser geeignet.

4.7.3 Lebensbaum

Die Darstellung der Biografiedaten in einem Lebensbaum bietet eine Möglichkeit, die von dem alten Menschen erhaltenen Daten ansprechend darzustellen und sich auszutauschen. Mit der Person kann gemeinsam der Baum betrachtet und bei Wunsch der Person nochmals an das bereits geführte Gespräch angeknüpft werden. Der Baum kann jederzeit ohne Schwierigkeiten ergänzt werden. Zur Darstellung des Baums sollte ein ausreichend großes Blatt Papier gewählt werden, damit die Information in lesbarer Schriftgröße dargestellt werden können.
Gut ist es, den Lebensbaum nach Rücksprache im Zimmer des alten Menschen aufzuhängen oder nach Rücksprache mit den Beteiligten, wenn es sich um Einzelarbeiten in der Gruppe handelt, im Flur der Einrichtung anzubringen.
Wenn die Lebensbäume an den Flurwänden hängen, sollte aber aus datenschutzrechtlichen Gründen von einer vollständigen Nennung des Namens abgesehen werden.

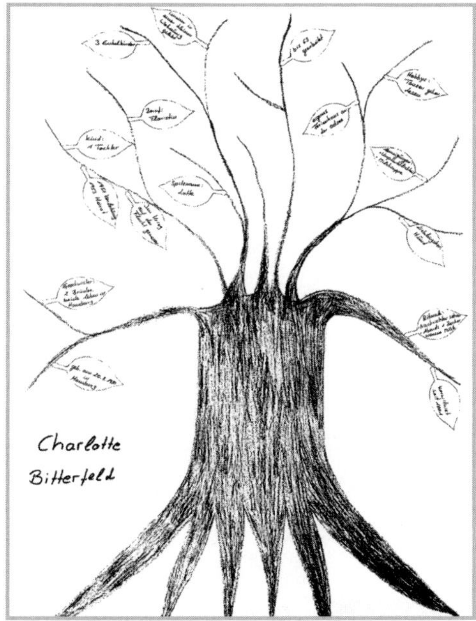

Abb. 16: Lebensbaum

4.7.4 Mind Map

Unter Mind-Mapping wird eine nichtlineare Schreib- und Darstellungstechnik verstanden. Es „werden Notizen nur in Stichworten, aber in strukturierten Zusammenhängen erstellt“ (Hornung a. a. O., S. 78).
Vorteil dieser Technik ist, dass die erstellende Person ihre persönliche Ablagestruktur im Gehirn anspricht und Schlüsselbegriffe einsetzt, mit der sie etwas verbindet.

Ein Mind Map wird nach folgender Struktur aufgebaut (vgl. Hornung a. a. O., S. 79):

- Das Thema steht in der Mitte des Blattes und wird umrahmt
- Daran entstehen die sogenannten Äste, die Hauptpunkte des Themas
- Von diesen Ästen gehen die Zweige ab, die die Details darstellen

Die Äste und Zweige werden mit Schlüsselwörtern und ggf. Bildern versehen.

Die Erstellung eines Mind Maps eignet sich als Therapiemedium in Einzeltherapie. Ein Mind Map für die Biografiearbeit bietet eine gute Möglichkeit, um dem älteren Menschen Struktur und Übersicht über sein Leben beziehungsweise zu einzelnen ausgewählten Themen zu bieten.

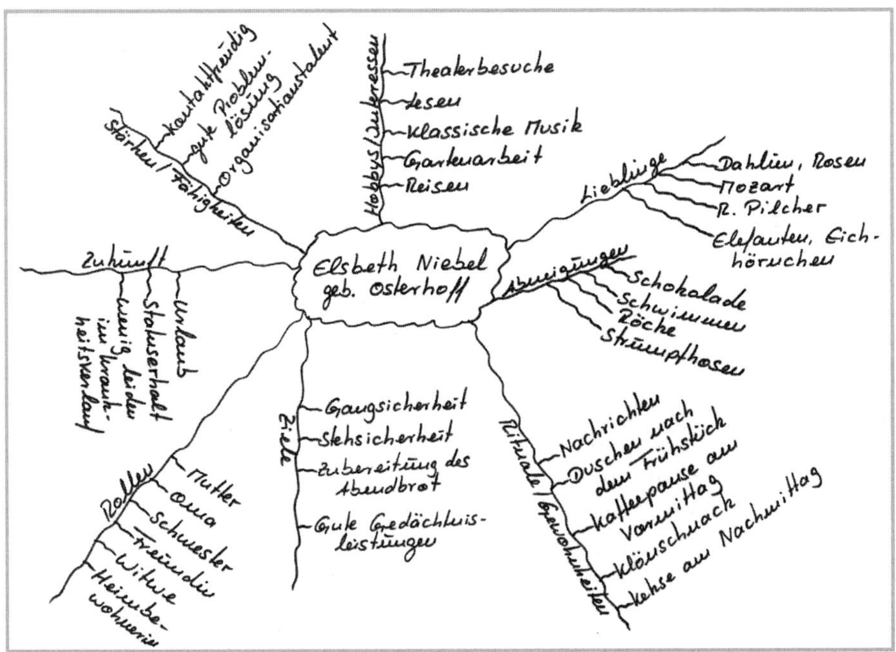

Abb. 17: Mind Map

Das Mind Map kann mit individuellen Bildern ergänzt werden, die dem älteren Menschen eine Brücke zu seiner Erinnerung bieten. Zusätzlich kann die Gestaltung mit verschiedenen Farben vorgenommen werden. Das Mind Map sollte in ansprechender Größe auf einem unlinierten Papier gestaltet sein und kann im persönlichen Umfeld der Person aufgehängt oder verwahrt werden, so dass es dem alten Menschen ein Hilfsmittel zur Orientierung bietet. Findet die zu behandelnde Person nach der Erstellung keine Verwendung für das Mind Map, kann dieses in die Akte genommen werden.

Das Arbeiten mit einem Mind Map kann neben dem Vorteil der Übersichtlichkeit aber auch gleichzeitig den Nachteil der Unübersichtlichkeit in sich bergen, wenn das entstehende Mind Map mit zu vielen Informationen gefüllt wird. Hier gilt es ein individuelles Mittelmaß zu finden.
Ein weiterer Nachteil können die Einteilungen auf dem Papier sein, wenn diese so gewählt werden, dass nicht alle Informationen auf dem Blatt notiert werden können. Es empfiehlt sich, das Mind Map auf einem Blatt Papier im Format DIN A3 zu notieren beziehungsweise ausreichend Papier zur Verfügung zu haben.

4.7.5 Lebensweg

Eine weitere gute Möglichkeit, um die erhobene Biografie des alten Menschen zu visualisieren, stellt der gemalte Lebensweg dar. Hier werden die Daten an einem auf Papier aufgezeichneten „Weg“ notiert und mit Bildern oder Zeichnungen versehen. So kann in den folgenden Einheiten nach der Erhebung gemeinsam mit dem alten Menschen dieser Weg erstellt werden und vielleicht erhält der Therapeut bei der Erstellung weitere Biografieinformationen.

Im Gegensatz zu den bisher aufgezeigten Darstellungsmöglichkeiten kann hier aufgrund des Titels „Mein Lebensweg“ bereits eine höhere Identifikation und emotionale Verbindung des alten Menschen stattfinden.

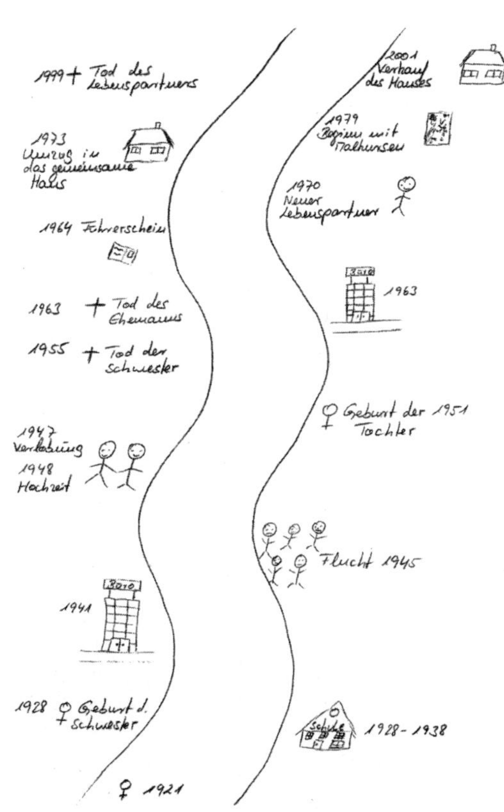

Abb. 18: Lebensweg

4.7.6 (Foto)Album

Das (Foto)Album stellt eine weitere Methode dar, um die gesammelten Informationen festzuhalten.

Dieses Album ist, wenn möglich, gemeinsam mit dem alten Menschen zu gestalten. Dabei besteht die Möglichkeit, je nach Fähigkeiten der Person, diese einzubeziehen. Die Gestaltung des Albums kann sich über mehrere Treffen erstrecken. Der alte Mensch hat so ein Medium erhalten, das er, wenn er seinen Fähigkeiten entsprechend dazu in der Lage ist, zu jeder Zeit weiter mit Informationen füllen kann. Das eigene Arbeiten an dem Album schafft für den alten Menschen eine sehr persönliche Verbundenheit.

Nach Möglichkeit werden bei der Gestaltung des Albums von Seiten des Therapeuten keine Vorgaben gemacht. Es ist wichtig, die Individualität für den alten Menschen herauszuarbeiten. Das schafft für den alten Menschen eine höhere Identifikation mit dem Album.

Mit dem Fotoalbum wurde ein Medium geschaffen, das auch bei späteren Zusammenkünften für die Biografiearbeit herangezogen werden kann. Das gemeinsame Durchblättern und Sprechen über die Fotos kann weitere Erinnerungen anregen und somit zum Erzählen neuer biografischer Informationen führen.

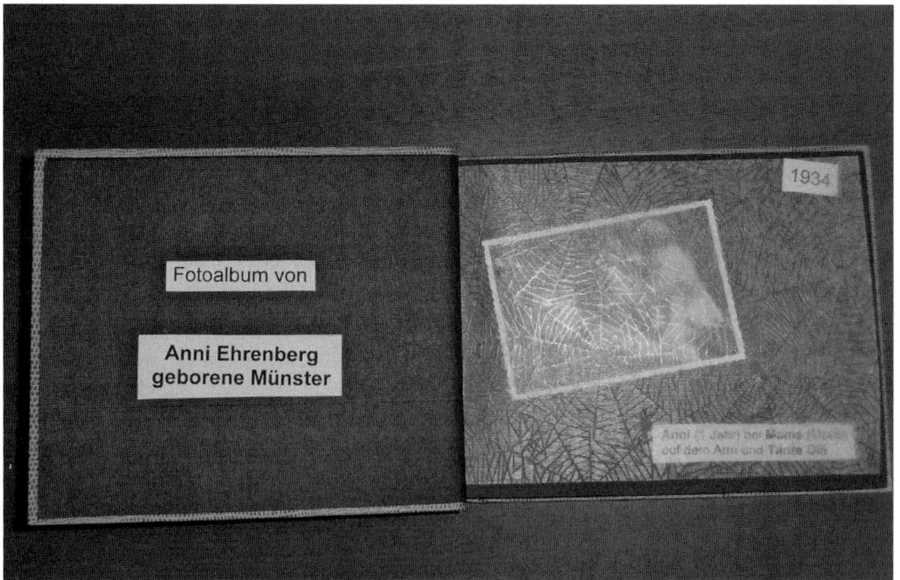

Abb. 19: Fotoalbum

4.7.7 Pinnwand

Das gemeinsame Erstellen einer individuellen Pinnwand ist eine gute Möglichkeit der Einzelarbeit. Im Gespräch mit dem alten Menschen wird erarbeitet, was für ihn von Bedeutung war, ist und sein wird. Die Materialien zum Beispiel in Form von Fotos, Bildern oder kleinen Gegenständen werden gesammelt und gemeinsam platziert. Die Pinnwand wird abschließend an einem ausgewählten Ort aufgehängt (vgl. auch Schweitzer, Bruce a.a.O., S. 50). Diese individuellen Pinnwände stellen auch ein anregendes Gesprächsmedium dar, das nach der Erstellung gut von Angehörigen, Therapeuten oder pflegenden Personen genutzt werden kann. Ein positiver Aspekt an dieser Datendarstellungsform ist die Möglichkeit, die Pinnwand auch nach der ersten Fertigstellung zu ergänzen.

4.7.8 Kategorisierung

Eine eher „nüchterne" und rein sachliche Darstellung ist die Kategorisierung der Daten.
Hierbei werden die gesammelten und erhobenen Informationen in einer Tabelle festgehalten. Als Therapeut erhält man einen Überblick über die Lebensgeschichte des Bewohners, die aufgenommenen Daten können schnell zugeordnet und erfasst werden.

Kindheit	Jugend	Erwachsenenalter

Abb. 20: Tabelle der erhobenen Datensammlung

Mit der Datenerhebung und der Datendarstellung der biografischen Informationen ist die Vorbereitung für die ergotherapeutische Behandlung noch nicht abgeschlossen. Ein weiterer wesentlicher Aspekt ist die daraus resultierende Zielfestlegung. Der folgende Abschnitt setzt sich mit dieser Thematik auseinander.

5. Ergotherapeutische Zielsetzung und Biografiearbeit

5.1 Zielfindung und Zielformulierung

Ohne das Erstellen von Therapiezielen ist die ergotherapeutische Arbeit auch im Fachbereich Geriatrie nicht möglich. Doch wie kommen Ergotherapeuten zu ihren Zielen? Die Praxis zeigt, dass hier in den einzelnen Einrichtungen, und dabei spielt es keine Rolle ob Akutbereich oder Langzeiteinrichtung, die älteren Menschen oftmals nur wenig in die Zielfindung, Zielfestlegung und somit auch Therapieplanung einbezogen und als gleichwertiger Partner angesehen werden. Ebenso ist zu beobachten, dass die Wege zur Zielfindung sehr diffus sein können und die Ziele wenig prozess- und ergebnisorientiert sind. Außerdem zeigen sie kaum eine Alltagsrelevanz auf und sind zeitlich messbar.

Bei dieser Vorgehensweise wird ein wichtiger Qualitätsaspekt der ergotherapeutischen Arbeit außer Acht gelassen. Denn ohne eine klare Vorstellung davon „wo es wie hingehen soll“ und „was das Ergebnis sein soll“ ist es schwierig, einen Prozess nach den Bedürfnissen der Betroffenen angemessen zu gestalten.
Um jedoch einen Therapieerfolg in möglichst kurzer, aber angemessener Zeit zu erzielen, ist es notwendig, die therapeutische Vorgehensweise zu verändern und in Absprache und gemeinsamer Planung mit den Betroffenen, bzw. den Bezugspersonen die Ziele, ihre Wünsche und auch die Vorgehensweise abzusprechen.
Mit den oben genannten Modellen und Biografieerhebungsinstrumenten ist es sehr gut möglich, die Ziele des alten Menschen herauszuarbeiten und im Behandlungsverlauf zu verfolgen.

Die Zielsetzung ist neben der Befunderhebung und Behandlungsplanung ein wesentlicher Aspekt (vgl. hierzu auch Kolster 2001, S. 15), der es erst möglich macht, eine qualitativ anspruchsvolle und den Bedürfnissen der Person entsprechende Behandlung durchzuführen.
Das Arbeiten mit festgelegten Zielen macht die ergotherapeutische Behandlung messbar und überprüfbar. Sie sind ein Indikator dafür, wie weit die Behandlung fortgeschritten ist. An ihnen wird deutlich, welche Defizite sich im Behandlungsprozess verbessert haben und an welchen Fähigkeiten und Fertigkeiten die zu behandelnde Person noch weiter arbeiten möchte.
Messbar und überprüfbar formulierte Therapieziele machen es dem Therapeuten möglich, dem Arzt und den anderen am Behandlungsprozess beteiligten Personen eine qualitative Aussage über den Behandlungsverlauf zu geben.

Den alten Menschen in den Planungsprozess einzubinden, bedeutet für den Therapeuten, für die Therapieplanung mehr Zeit einzuplanen und bereit zu sein, sich mit dem alten Menschen auseinanderzusetzen und ggf. kritische Fragen zu

beantworten oder auch zu akzeptieren, dass für die Person die Zielvorstellungen des Therapeuten nicht von Bedeutung sind und zunächst einmal in den Hintergrund treten. Vielleicht ist es dem alten Menschen zu einem späteren Zeitpunkt möglich, Ziele des Therapeuten auch für sich als bedeutsam zu erkennen. Ist dies nicht der Fall, obliegt es dem Therapeuten, gemeinsam mit dem alten Menschen seinen Weg zu gehen. Vielleicht wird dadurch – aus Sicht des Therapeuten – nicht die bestmögliche Behandlung verfolgt werden können. Für den alten Menschen und den Behandlungsverlauf ist diese Vorgehensweise aber ein wesentlicher Schritt.
Durch das Verfolgen der Ziele der Person wird seine intrinsische Motivation zur Mitarbeit wesentlich gesteigert und das Erreichen der Ziele kann deutlich schneller realisiert werden.

Oftmals zeigt es sich in Langzeiteinrichtungen, dass nur wenig mit individuell erstellten Zielsetzungen gearbeitet wird. In vielen Einrichtungen finden sich allgemeingültige Ziele für die dort lebenden älteren Menschen. Dies sind zum Beispiel:

- Größtmögliche Erhaltung und/oder Förderung der Selbständigkeit
- Selbstbestimmung in allen persönlichen und lebenspraktischen Bereichen fördern
- Eingliederung in die Gemeinschaft
- Teilnahme an Gruppenangeboten

Es sollte jedoch hinter diese doch sehr global formulierten Ziele geschaut und analysiert werden, wo die individuellen Schwierigkeiten der jeweiligen Person liegen und ob ein ganz konkreter Therapiebedarf erforderlich ist. Auch findet eine schriftliche Fixierung der ergotherapeutischen Zielsetzung eher selten statt. Diese Vorgehensweise unterstützt wiederum den Kreislauf, dass ohne individuelle Zielplanung gearbeitet wird.

Oft wird der Zeitdruck als ein wesentliches Argument genannt, dass keine differenzierte Zielformulierung erstellt wird und ein individuelles Arbeiten mit dem alten Menschen nicht möglich ist. In vielen Einrichtungen arbeitet nur ein Ergotherapeut und dieser ist für alle dort lebenden alten Menschen zuständig. Es werden dann Angebote gemacht, die viele Bewohner erreichen sollen. Diese Vorgehensweise ist mit einer gezielten Förderung nicht zu vereinbaren. In vielen Einrichtungen sieht das Konzept des Hauses aber diese Vorgehensweise vor.
Um die Bedeutung und den Stellenwert der ergotherapeutischen Arbeit in geriatrischen Langzeiteinrichtungen auf jeden Fall zu erhalten, besser noch, um ihn anzuheben, ist viel Durchsetzungskraft und Durchhaltevermögen von den Therapeuten gefragt.

Doch gerade dieser Qualitätsaspekt verlangt vom Therapeuten viel Disziplin, um für den jeweiligen Bewohner ein Dokumentationssystem anzulegen, bzw. dieses dem Dokumentationssystem des Hauses anzuschließen, in dem die Anamnese, die Ziele für den Bewohner, die therapeutischen Maßnahmen, die therapeutische Vorgehensweise und die entsprechende Verlaufsdokumentation auf einem hohen Niveau notiert werden.

Der Ergotherapeut muss es sich zur Aufgabe machen, für den einzelnen Bewohner, mit dem er in Einzel- oder in Gruppentherapie zusammenarbeitet, eine Therapieplanung zu erstellen. Dabei wird auf die Bedürfnisse und Wünsche des Bewohners Rücksicht genommen und der Bewohner, die Angehörigen und das Pflegeteam werden aktiv in die Planung einbezogen.

Im geriatrischen Akut- und ambulanten Arbeitsbereich hat sich das Arbeiten mit individuellen Zielsetzungen bereits flächendeckend durchgesetzt. In diesen Tätigkeitsbereichen ist die Anforderung an die Therapeuten durch die direkte Zusammenarbeit mit den verordnenden Ärzten höher. Hier besteht ein größerer Druck, dass der Patient Fortschritte macht und die angegebenen Therapieziele erreicht. Das Arbeiten ohne eine strukturierte Zielsetzung ist hier nicht möglich. Sie schafft die Basis für eine gute Dokumentation und Evaluation.
Auch in diesem Tätigkeitsfeld muss personzentriert vorgegangen werden und sowohl die Angehörigen als auch weitere Personen, die mit dem alten Menschen arbeiten, müssen in den therapeutischen Prozess einbezogen werden.

Das klare Benennen und gemeinsame Festlegen von Therapiezielen und eine transparente Vorgehensweise in der Behandlung von Seiten des Therapeuten schafft eine gute Basis, um sich mit dem alten Menschen über Fortschritte oder Veränderungswünsche auszutauschen. Die Person wird als Partner in der Zusammenarbeit gesehen.

Kolster geht in ihren Ausführungen (a. a. O., S. 17 f.) darauf ein, dass es bei der Formulierung von Zielsetzungen zu Unsicherheiten bezüglich der Formulierung, Kategorisierung, Hierarchisierung und Selektion kommt.
So führt sie u. a. folgende Aspekte an:

- „Inhaltliche Fehler
  - Der Befund ist nicht vollständig oder falsch, oder die Befundauswertung ist unvollständig oder falsch, daher sind die Ziele nicht den Erfordernissen der Patientin / des Patienten angepasst.
  - Aus dem Befund und der Befundauswertung werden nicht die richtigen Ziele für die Patienten erarbeitet.

- Fehlen einer spezifisch ergotherapeutischen Zielsetzung
  - Es werden keine/zu wenig Ziele formuliert, die sich direkt auf eine veränderte Handlungsfähigkeit beziehen.
  - Wird die veränderte Handlungsfähigkeit formuliert, wird sie wenig/nicht mit den anderen Zielbereichen verknüpft.
- Vermischung der Ebenen
  - Elemente aus dem Befund oder Therapiemethoden werden mit der Zielformulierung vermischt.
  - Tätigkeitsbeschreibungen werden als Feinziele formuliert.
- Formulierungsfehler
  - Die Ziele werden nicht präzise formuliert, es wird kein gewünschtes Endverhalten angegeben.
- Kategorisierungsfehler
  - Die Richt-, Grob- und Feinzielebenen sowie Nah- und Fernzielebenen werden vermischt/unpräzise dargestellt.
- Hierarchisierungsfehler
  - Richtig ermittelte Ziele werden nicht richtig hierarchisiert.
  - Es wird nach unklaren, nicht nachvollziehbaren Kriterien hierarchisiert.
- Selektionsfehler
  - Die Ziele werden nicht oder nicht nachvollziehbar selektiert.“

Habermann und Kolster (2009, S. 152 f.) haben in ihren Ausführungen sehr differenziert benannt, welche Komplexität die Festlegung von Therapiezielen beinhaltet. Dabei müssen folgende Faktoren bei der Erstellung von Therapiezielen berücksichtigt werden:

- „Generelle krankheitsbedingte Prognose
- Derzeitige Befindlichkeit des Patienten (Funktions- und Strukturebene)
- Phase der Rehabilitation
- Umfeldanforderungen
- Stadium der Krankheitsverarbeitung
- Wertesystem und Motivation des Patienten
- Awareness des Patienten für seine Störungen
- Eigene Motivation, Wünsche, Ziele und Möglichkeiten der Angehörigen/Betreuungspersonen
- Dauer und Anzahl der verordneten Therapien
- Fachliche und soziale Kompetenz der Therapeuten
- Rollenanwendungen und -erwartungen
- Handlungswünsche und -notwendigkeiten des Patienten
- Vom Patienten erlebte Probleme (Aktivitäts- und Partizipationsebene)
- Zeitlicher Verlauf der Restitution“

Diese Auflistung der Einflussfaktoren stellt keine Hierarchisierung dar. Alle Aspekte wirken je nach Lebenssituation stärker oder schwächer auf den Prozess der Zielfindung ein.
Je nach Erkrankung, beziehungsweise je nach Stadium der Erkrankung, ist zu bedenken, wie langfristig die Ziele gesetzt werden und mit dem alten Menschen ist außerdem zu entscheiden, welche Ziele vorrangig bearbeitet werden sollen. Das Berücksichtigen der Prognose hat auch Einfluss auf die mögliche Umsetzung der Ziele. Wichtig ist es, die zu behandelnde Person darüber aufzuklären, welche Ziele aufgrund der Erkrankung realistisch zu erreichen sind. Auch in den Phasen der Rehabilitation ist ein Austausch mit dem alten Menschen über mögliche Fortschritte unabdingbar. Oftmals haben die zu behandelnden Personen Vorstellungen von der Wiederherstellung ihrer Gesundheit, die von den tatsächlichen Möglichkeiten abweichen. Um Enttäuschungen zu vermeiden, muss hier von Seiten des Therapeuten Transparenz stattfinden.

Die Befindlichkeit der Person und ihre Motivation zum Behandlungsbeginn entscheiden mit darüber, welche Ziele im Vordergrund stehen und wie schnell der alte Mensch Fortschritte im Behandlungsverlauf erzielt. Bringt der alte Mensch wenig Eigenmotivation mit, wird der Therapieverlauf zäh und er hat wenig Lust an den Therapien teilzunehmen. Handelt es sich bei dem alten Menschen um ein Motivationsproblem, muss in einem Gespräch nochmals die Zielsetzung, Vorgehensweise und der Sinn der Therapie besprochen werden. Es kann auch vorkommen, dass eine Therapiepause beziehungsweise eine Beendigung der Therapie stattfindet.
Befindet sich der alte Mensch in einem Stadium der Krankheitsverarbeitung, wo er sich mit seiner Erkrankung noch nicht abgefunden hat, kann es schwierig sein, die Therapie zu beginnen. Dabei kann es zu Emotionen, wie zum Beispiel Ablehnung der Therapie, Angst vor dem, was auf den alten Menschen zukommt, Bagatellisieren der Situation kommen, oder dem alten Menschen ist seine neue Lebenssituation mit ihren Folgen noch nicht bewusst. Als Therapeut besteht dann nur die Möglichkeit, dem alten Menschen immer wieder ein Behandlungsangebot zu machen und auf seine Therapiebereitschaft zu warten.

Die Anforderungen, die das Umfeld an den alten Menschen stellt, sowie seine Rollenanwendungen und -erwartungen können die Zielsetzung erheblich beeinflussen. Auch seine Handlungswünsche und -notwendigkeiten bestimmen die Zielsetzung. Es kann sein, dass dem alten Menschen Ziele wichtig sind, damit er seiner Umwelt und seinen Rollen gerecht werden kann. Bei genauer Betrachtung der Zielsetzungen können aus therapeutischer Sicht andere Ziele im Vordergrund stehen. In einem Gespräch muss der Therapeut den alten Menschen über die Vor- und Nachteile der Vorgehensweise aufklären. Gemeinsam wird dann die Vorgehensweise ausgewählt, die für den alten Menschen wichtig ist.

Ebenso wichtig ist das Einbeziehen der erlebten Probleme des alten Menschen im Alltag. Anhand seiner Schilderungen können die Schwierigkeiten genau identifiziert und analysiert werden. In den Therapieeinheiten arbeiten der Ergotherapeut und die zu behandelnde Person an der Verbesserung der Fähigkeiten des alten Menschen. Eine direkte Umsetzung in eine Alltagshandlung am Ende einer Therapieeinheit ist unabdingbar.

Einen wesentlichen Aspekt können auch die Angehörigen mit ihren Wünschen, Zielen und Möglichkeiten darstellen. Es gibt Angehörige, die aktiv in den Behandlungsprozess einbezogen werden können und bei anderen ist dies nicht möglich. Der Therapeut hat dies zu akzeptieren und die Behandlung je nach Gegebenheit zu gestalten. Im Behandlungsprozess müssen die Angehörigen insofern einbezogen werden, dass auch auf ihre Wünsche und Bedürfnisse Rücksicht genommen wird. Bei Bedarf müssen Gespräche mit den Angehörigen stattfinden, in denen zum Beispiel über ihre Rolle oder über Entlastungsmöglichkeiten gesprochen wird.

Nicht zuletzt haben die Dauer und die Anzahl der Therapien, aber auch die fachliche und soziale Kompetenz des Therapeuten Einfluss auf die Zielsetzung. Nur im Rahmen seiner fachlichen Möglichkeiten ist eine Umsetzung der Zielfestlegung möglich. Der Therapeut hat dann die Aufgabe zu überlegen, ob er die Behandlung des alten Menschen an einen Kollegen abgibt, der die fachlichen Erfahrungen mitbringt. Die soziale Kompetenz eines Therapeuten kann sich positiv oder negativ auf den Behandlungsverlauf und damit auf das Erreichen der Ziele auswirken.
Eher selten, aber durchaus gegeben, kann ein abruptes Ende der Behandlung durch den verordnenden Arzt möglich sein. Aufgrund von Sparmaßnahmen müssen dann Therapien unterbrochen werden. Dieser Fall betrifft nur das ambulante Tätigkeitsfeld.

Hier sind noch einmal die wesentlichen Punkte für die ergotherapeutische Zielfindung und Zielformulierung benannt:

- Eine umfassende Befunderhebung
- Eine ausführliche Befundauswertung
- Das Berücksichtigen der Wünsche und Ziele der zu behandelnden Person
- Eine präzise und überprüfbare Zielformulierung

5.2 Mögliche Aufstellungen von ergotherapeutischen Zielsetzungen

Das Berücksichtigen der Ziele des alten Menschen ist ein personzentrierter Ansatz, der aus der ergotherapeutischen Arbeit nicht mehr wegzudenken ist. Dabei ist es unwesentlich, welchen Namen die Zielstrukturen führen. Wichtig ist der Kerngedanke, der sich in der Zielstruktur verbirgt.

Die Erstellung von Zielhierarchien für die ergotherapeutische Arbeit wurde und wird geprägt von unterschiedlichen Zielstrukturen und Zielformulierungen.
Allen Zielformulierungen ist gleich, dass sie nach dem Top down und Bottom up Prinzip erfolgen. Dabei stellt der Top down Ansatz eine handlungsorientierte Vorgehensweise dar und der Bottom up Ansatz eine funktionsorientierte. Letzterer geht vom Speziellen zum Allgemeinen.
Bei dem Top down Ansatz wird zu Beginn von der übergeordneten Ebene ausgegangen, also der Partizipation und der Erfüllung sozialer Rollen.
Der Bottom up Ansatz legt sein Hauptaugenmerk zu Beginn auf die Person-Therapeutenbeziehung, auf die Therapieplanung und -durchführung sowie auf die Störung der Körperfunktionen und -strukturen (vgl. Haase 2011 in Scheepers, Steding-Albrecht, Jehn, S. 198f.).

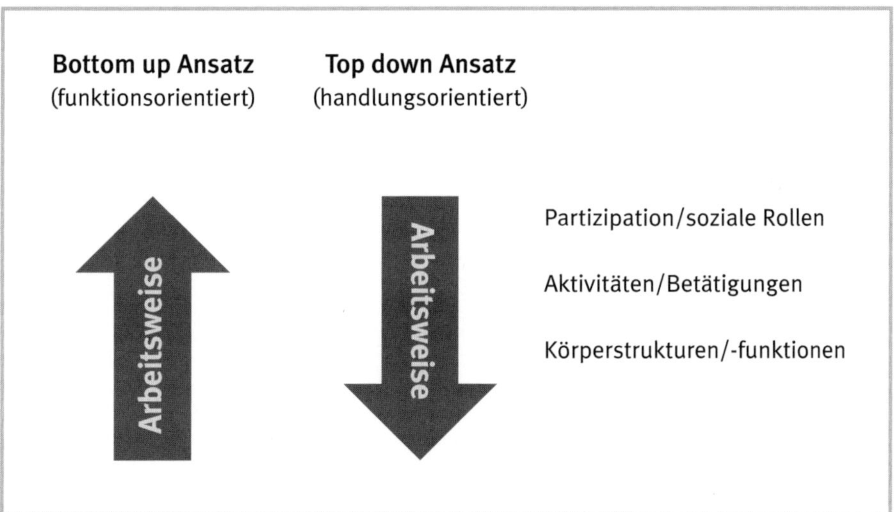

Abb. 21: Ansätze zur Zielfindung (vgl. Haase a. a. O., S. 198)

Beim Bottom up Ansatz erfolgt die Therapieplanung und Zielfestlegung aus der Sicht des Therapeuten, anhand seiner erstellten Befunderhebung durch verschiedene Testungen.

Holm führt an, „... der Bottom up Ansatz beruht auf der Annahme, dass funktionelle Fähigkeiten eine Grundvoraussetzung für die Ausführung von Betätigung auf höheren Ebenen bilden und eine Verbesserung dieser Fähigkeiten automatisch auch die Qualität der Betätigungsperformanz erhöht." (Holm 2003 nach Haase a. a. O., S. 198).

Beim Top down Ansatz stehen die Betätigung, Partizipation und die Rollen der Person im Vordergrund. Dieser Ansatz beinhaltet, das Umfeld des alten Menschen in den Befunderhebungsprozess einzubeziehen. Sowohl das CMOP als auch das MOHO sind nach diesem Ansatz ausgerichtet.
Auch die Biografiearbeit unterstützt die Vorgehensweise nach dem Top down Ansatz. Mit ihr werden persönliche Informationen und Daten über den alten Menschen gesammelt, die dazu beitragen, eine personzentrierte Befunderhebung, Zielsetzung und Therapieplanung durchzuführen.

Im Folgenden werden unterschiedliche Zielsetzungsebenen und -möglichkeiten aufgezeigt, die in der derzeitigen Literatur zu finden sind.

Bei Scheiber (1995 S. 123 ff.) findet sich die folgende Einteilung:

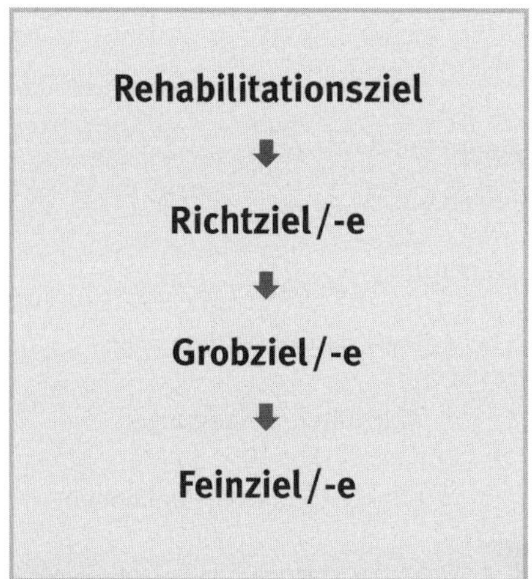

Abb. 22: Zieleinteilung nach Scheiber

Scheiber (a. a. O S. 123 ff.) definiert die o. g. Begrifflichkeiten wie folgt:

Das Rehabilitationsziel
„ist eine allgemein gehaltene Formulierung, die umschreibt, was in Hinblick auf den Lebensbereich ... eines Patienten/Klienten erreicht werden soll. Dieses Rehabilitationsziel kann gleichzeitig ... das Ziel der Institution sein. Es hat dann Gültigkeit für alle Patienten, wobei die individuellen Probleme und Bedürfnisse des einzelnen immer Berücksichtigung finden müssen."

Die Richtziele
„beinhalten konkrete Angaben, was jede einzelne Berufsgruppe in Hinblick auf die Rehabilitation eines Patienten/Klienten unterstützen kann. Das heißt, jede Berufsgruppe formuliert eines oder evtl. mehrere Richtziele, die gleichzeitig und/oder nacheinander verfolgt werden."

Die Grobziele
„geben die Therapieziele für eine oder für mehrere darauffolgende Therapieeinheiten an. Sie können sich auf Basisfähigkeiten/-leistungen beziehen oder auf spezielle Fertigkeiten, die dann für ganz bestimmte Tätigkeiten gebraucht werden."

Die Feinziele
„beschreiben, was der Patient in einer in sich abgeschlossenen Therapieeinheit erreichen soll."

Bei Kolster (a.a.O., S. 24) findet man die Unterteilung in Fern- und Nahziele. Unter Fernziel versteht sie „ein Ziel, das vom Patienten/der Patientin und den behandelnden Personen angestrebt wird, welches zurzeit aber nicht realisiert werden kann. Das Fernziel kann handlungsbezogen sein, ... es kann sich aber auch auf Basisfähigkeiten beziehen." Die Erstellung dieser Ziele ist berufsgruppenspezifisch, erfolgt aber in Absprache mit dem interdisziplinären Team und dem Patienten.

Als Nahziel definiert sie „die Ziele, die in nächster Zeit erreicht werden sollen. Manche beschreiben hiermit das Ziel der nächsten Therapieeinheit. ... Die Formulierung kann sich auf Handlungen oder auf Basisbereiche beziehen." Die Erstellung dieser Ziele erfolgt durch den behandelnden Therapeuten, in Absprache mit dem Patienten.

Weiter führt Kolster (a.a.O., S. 25) die Unterteilung nach Fähigkeitsbereichen an. Hierbei geht es darum: „Ziele gleich welcher Kategorie können nach ihrer fähigkeitsbezogenen Ausrichtung in z.B. sensomotorische, neuropsychologische, psychosoziale, berufliche und ADL-Ziele eingeteilt werden." Dabei ist „die Art der Unterteilung abhängig vom dem ergotherapeutischen Modell, das jeweils zugrunde liegt, oder/und dem Fachbereich, in dem gearbeitet wird."
Hieraus entwickelte Kolster (vgl. a.a.O., S. 33 ff.) ein Konzept, das eine neue Betrachtungsweise des Gebietes der Therapieziele darstellt. Sie nimmt eine Unterteilung in Handlungsziele und Basisziele vor, die sich jeweils nochmals in Richt-, Grob- und Feinziele differenzieren lassen, und die sich außerdem in der Zeitebene in nah, mittelfristig und fern unterscheiden.
In einer späteren Arbeit von Habermann und Kolster werden die Begrifflichkeiten Handlungsziel/-e und Basisziel/-e wie folgt definiert (Habermann und Kolster a.a.O., S. 154 f.):

Handlungsziel/-e
„werden klientenzentriert erstellt. Es handelt sich um die eigenen Handlungswünsche des Patienten. Auch ‚Sachzwänge', Handlungen, die derzeit oder später wichtig sind, können in die Zielerstellung mit einfließen. Handlungsziele beziehen sich immer auf Partizipation: Erfolgreich ist die Therapie dann, wenn der Patient die erlernten Aktivitäten im Alltag auch anwendet und einsetzt."

Beispiele für Handlungsziele können sein:
- selbständig das Essen zubereiten
- eigenständig zur Toilette gehen
- ohne Hilfe das Zimmer aufräumen
- mit wenig Hilfe zum Speiseraum gehen

Basisziel/-e
„beziehen sich auf die Verbesserung von Basisfunktionen. Sie werden ermittelt, indem die Therapeutin die Defizite der Basisfunktionen im Befund identifiziert."

Beispiele für Basisziele können sein
- dynamischer Stand
- koordiniertes Einsetzen der rechten Hand
- Ausdauer über 20 Minuten halten

Landmann (in Kubny-Lüke 2009. S. 349 ff.) benennt in ihrer Darstellung für ausgewählte Krankheitsbilder allgemeine Zielsetzungen, die verfolgt werden. Hier wird nicht auf das Individuum eingegangen, sondern auf das Krankheitsbild an sich.

Lagemann (in Kubny-Lüke 2009) benennt in ihren Ausführungen sehr übersichtlich, was bei der Therapiezielerarbeitung und -festlegung zu beachten ist. Diese Aufstellung wird im Folgenden wiedergegeben (Lagemann a. a. O., S. 119):
- „Die Ziele müssen für den Klienten persönliche Relevanz haben und Wünsche bzw. Bedürfnisse des Klienten berücksichtigen.
- Die Therapieziele orientieren sich an seiner individuellen Lebenssituation sowie an den gesellschaftlichen Rollen, die er hier übernimmt. Sie sind betätigungsorientiert und konkret.
- Die Ziele werden verständlich und positiv formuliert.
- Durch eine Gliederung werden übergeordnete Ziele (Richtziele, Grobziele) in konkrete, durch Beobachtung überprüfbare Teilschritte (Feinziele) umgesetzt.
- Therapeutische Ziele müssen realistisch sein und weder eine Über- noch Unterforderung für den Klienten darstellen.
- Sind die Zielvorstellungen, die der Klient äußert, aus Sicht der Ergotherapeutin nur teilweise realistisch, werden sie danach sortiert, wie sie sich mit größter Wahrscheinlichkeit erreichen lassen.

- Erscheinen die Ziele, die der Klient nennt, insgesamt nicht erreichbar, wird dies im therapeutischen Gespräch thematisiert. Möglichkeiten zur Überprüfung und Verbesserung der Selbstwahrnehmung werden angeboten.
- Alle Ziele, die vereinbart werden, müssen in einer angemessenen Zeit für den Klienten erreichbar sein."

Bei Lagemann orientieren sich die ergotherapeutischen Ziele der Person an dem Rehabilitationsziel, das an oberster Stelle in der Zielhierarchie steht und im multiprofessionellen Team, zusammen mit der Person und den Angehörigen, erarbeitet wird.

Bei Gebauer (in Habermann und Wittmershaus 2005, S. 361 f.) wird eine Unterteilung der Ziele in die Bereiche der ICF (internationale Klassifikation der Funktionsfähigkeit, Behinderung und Gesundheit) vorgenommen. Die Ziele lassen sich wie folgt zuordnen:

- Funktionen und Strukturen
- Aktivitäten
- Partizipation

Wittmershaus (in Habermann und Wittmershaus a. a. O., S. 330 f.) schließt sich den Ausführungen von Kolster (a. a. O.) an und erachtet eine Einteilung der Ziele in Handlungs- und Basisziele als sinnvoll.

Das Zusammentragen der verschiedenen Zielformulierungen demonstriert, dass es hierfür keine einheitliche Vorgehensweise gibt.
Die Erfahrungen in der Praxis haben gezeigt, dass die Zielhierarchisierungen von einfacher und überschaubarer Struktur sein sollten, damit sich der Einsatz im Arbeitsalltag bewährt. Sind die Zielhierarchien zu komplex, findet eine Anwendung nicht statt. Deshalb ist die von Kolster entwickelte Struktur (vgl. Kolster a. a. O., S. 33 ff.) deutlich zu aufwendig.
Eine Unterteilung in Handlungsziele mit den entsprechenden Basiszielen, die durch zeitliche Angaben überprüfbar sind, ist sowohl für den geriatrischen Langzeit-, als auch für den akut- und ambulanten Bereich sinnvoll, da es ein überprüfbares Arbeiten ermöglicht.

An einem Beispiel soll dies verdeutlicht werden.

Handlungsziel: Frau M. nimmt in 4 Monaten an Gruppenangeboten teil.

Basisziele: Frau M. kann in 3 Monaten eigenständig den Weg zum Aufenthaltsraum mit dem Rollstuhl zurücklegen.

Frau M. ist in der Lage in 2 Monaten den Transfer von dem Rollstuhl auf den Stuhl eigenständig auszuführen.

Welche Zielaufstellungen für die eigene Arbeit auch ausgewählt werden, auf jeden Fall sollte der Ansatz der personzentrierten Ergotherapie nicht außer Acht gelassen werden.
Betrachtet man die Definition der klientenzentrierten Ergotherapie von Sumsion (2002, S. 6) bezüglich dieser Zielfindung, so wird deutlich, dass es bei der Zielausrichtung um Betätigungsziele gehen sollte, die gemeinsam, so weit wie möglich, mit dem Klienten erarbeitet werden. Dabei setzt der Therapeut die Maßstäbe des Klienten an und berücksichtigt diese schon bei der Datenerhebung und der sich anschließenden Therapie.
Der deutlichste Unterschied in diesem Ansatz ist der, dass der Patient aktiv an der Vereinbarung der Behandlungsziele beteiligt ist. Dabei reicht nicht immer eine mündliche Absprache aus, sondern es sollte überlegt werden, inwieweit diese Vereinbarung schriftlich erfolgt. Manchen Patienten fällt es leichter, die abgesprochenen Therapieziele zu verfolgen, wenn diese in schriftlicher Form fixiert wurden. Dieses Vorgehen stellt für den Patienten eine stärkere Verantwortungsübernahme dar. Denn betrachtet man unser heutiges Gesundheitssystem, in dem Patienten erst jetzt langsam beginnend Eigenverantwortung übertragen wird, so ist das Tragen von Verantwortung für die eigene Gesundheit eine noch relativ neue Rolle.

Sumsion (a.a.O., S. 6) definiert klientenzentrierte Ergotherapie wie folgt: (Sie) „... ist eine Partnerschaft zwischen Therapeut und Klient. Den Betätigungszielen des Klienten wird Priorität eingeräumt, sie stehen im Mittelpunkt von Erhebung und Therapie. Der Therapeut hört dem Klienten zu, respektiert dessen Maßstäbe und adaptiert seine Intervention so, dass sie den Bedürfnissen des Klienten gerecht wird. Der Klient ist aktiv an der Vereinbarung der Behandlungsziele beteiligt, und es wird ihm durch Training und Unterweisung ermöglicht, Entscheidungen zu treffen. Therapeut und Klient arbeiten gemeinsam an den herausgefundenen Schwierigkeiten, die durch unterschiedliche Umweltaspekte zustande kommen, damit der Klient seine Rollenerwartungen erfüllen kann."

Dieses abschließende Zitat von Sumsion zur klientenzentrierten ergotherapeutischen Vorgehensweise unterstreicht noch einmal, wie wichtig eine auf den alten Menschen individuell abgestimmte Zielsetzung für die ergotherapeutische Behandlung ist. Gleichzeitig wird damit die Bedeutung der Biografiearbeit aufgezeigt, denn ohne diese ist eine klientenzentrierte, beziehungsweise personzentrierte, Vorgehensweise nicht möglich.

5.3 Handlungsorientierte Zielformulierungen für die ergotherapeutische Arbeit

Durch jahrelange Erfahrungen in der Arbeit mit den Schülern und den erlebten Prozessentwicklungen in der Ergotherapie, hat sich eine Zielstruktur mit einer Unterteilung in Handlungs- und Basisziele als sinnvoll erwiesen.
Es hat sich gezeigt, dass je einfacher eine Zielstruktur in ihrem Aufbau ist, desto leichter ist sie hinsichtlich der Logik und der Überprüfbarkeit zu erstellen und im Arbeitsalltag umzusetzen. Außerdem ist eine transparente Rückmeldung an die Ärzte und andere Berufsgruppen über das ergotherapeutische Arbeiten möglich.

In der Festlegung der Ziele in Handlungs- und Basisziele wird wie folgt unterschieden:

- Die Handlungsziele sind solche Ziele, die der alte Mensch in mittelfristiger oder gegebenenfalls auch langfristiger Sicht erreichen möchte. Sie beantworten die Frage „Wo soll es hingehen?".

Die Ziele sollten realistisch und überprüfbar sein. Das heißt, dass im Rahmen der Patientenwünsche geschaut werden muss, ob die Person grundsätzlich in der Lage sein wird, auch auf längere Sicht, das Ziel zu erreichen. Die Angabe des zeitlichen Rahmens macht eine Überprüfung möglich. Im Therapieprozess muss dieser Rahmen gegebenenfalls in die eine oder andere Richtung korrigiert werden. Diese Ziele werden gemeinsam mit dem alten Menschen erarbeitet.

- Die Basisziele, die das Erreichen der festgelegten Handlungsziele ermöglichen, werden vom Ergotherapeuten erarbeitet und der zu behandelnden Person vorgestellt. Bei ihnen handelt es sich um Ziele, die in den einzelnen Therapieeinheiten verfolgt werden.

Gleichzeitig überlegt sich der Therapeut eine erste Methoden- und Medienauswahl zu den jeweiligen Basiszielen, um diese zu erreichen. Die Ziele werden regelmäßig überprüft und ggf. der Therapiesituation angepasst.

Der deutsche Verband der Ergotherapeuten e.V. gibt an, dass bei der Formulierung der Therapieziele SMART-Kriterien zu berücksichtigen sind (vgl. Indikationskatalog Ergotherapie 2011, S. 194 f.). Die Abkürzung SMART steht für:

S = Specific – Spezifisch
M = Measurable – Messbar
A = Attainable – Erreichbar
R = Relevant – Relevant
T = Time adequate – Terminiert

Die Formulierung der Therapieziele nach den SMART-Kriterien soll dazu führen, dass die Ziele präzise verfasst werden, so dass Veränderungen in der Behandlungszeit erkannt werden können. Außerdem ist zu berücksichtigen, ob die zu behandelnde Person in der Lage ist, das Ziel zu erreichen und ob das Ziel für den alten Menschen eine Bedeutung hat. Die Zielformulierung beinhaltet ebenfalls eine Angabe des Zeitrahmens, in dem das Ziel erreicht werden sollte.

Ein Beispiel soll diese Vorgehensweise verdeutlichen:

Handlungsziel: Herr S. kann sein Frühstücksbrot in 8 Wochen eigenständig zubereiten.

Basisziele: Der Faustschluss zum Halten des Messers kann von Herrn S. in 6 Wochen ausgeführt werden.

Herr S. kann die Kraftdosierung in den nächsten 7 Wochen der Aufgabe angemessen ausführen.

Mit einer ausführlich erhobenen Biografie fällt es leicht, eine personzentrierte Zielsetzung aufzubauen und persongerecht zu arbeiten.
Außerdem erhält der Therapeut durch die Biografiearbeit das Wissen, **wie** die Person eine Alltagstätigkeit ausgeführt hat. Das ist in der Arbeit oftmals das Entscheidende, denn durch dieses Wissen wird eine Patientenzufriedenheit erreicht. Die Person sieht sich als Individuum wahrgenommen und ihre Erfahrungen und Gewohnheiten werden im Therapieprozess berücksichtigt.

6. Biografiearbeit, dargestellt anhand von zwei Fallbeispielen

Die beiden Fallbeispiele verdeutlichen die Vorgehensweise mit dem Biografie-Fragebogen und verdeutlichen die Notwendigkeit der Biografiearbeit.

Dabei wurde eine Dame (Frau Niebel) mit der Diagnose Demenz interviewt. Sie lebt in einem Altenheim. Und eine weitere Dame (Frau Friesenberg) mit der Diagnose Schlaganfall und Diabetes. Frau Friesenberg wohnt in ihrem eigenem Haus. Beide Interviewpartnerinnen wurden anonymisiert.

6.1 Frau Niebel – lebt in einem Altenheim

Biografiebogen

<table>
<tr><td>Name (Geburtsname), Vorname:
Niebel (Osterhoff), Elsbeth</td><td>Geburtsdatum:
25.08.1937</td></tr>
<tr><td>Geburtsort:
München</td><td>Familienstand:
Verwitwet seit 2008</td></tr>
<tr><td>Diagnose(n):
Demenz frühes Stadium
Oberschenkelhalsbruch Sept. 2010</td><td>Datum der Erkrankung:
Demenz ca. 2010</td></tr>
<tr><td colspan="2">Kinder/Familienangehörige:
Eine Schwester (lebt in München), zwei Töchter (leben beide in der Nähe des Altenheims)
und drei Enkelkinder im Erwachsenenalter (leben nicht in der Nähe).</td></tr>
<tr><td colspan="2">Freunde/Kontaktpersonen:
Freunde leben in München; es besteht kein Kontakt.</td></tr>
<tr><td>Erhebungsdatum:
03.02.2011

Heimeinzug: Januar 2011</td><td>Befragte Person(en):
Frau Niebel; Frau Bundfeld (Tochter)</td></tr>
<tr><td colspan="2">Wohnort(e):
München</td></tr>
<tr><td>Beruf:
Bis zur Geburt der Kinder hat Frau N. im Haushalt anderer Menschen gearbeitet. Nach der Geburt hat sie sich um die Kinder und den eigenen Haushalt gekümmert.</td><td>Berufliche Tätigkeit(en):
„Hauswirtschafterin“</td></tr>
<tr><td>Spitzname:
Betti</td><td>Fremdsprachenkenntnisse:
Keine</td></tr>
</table>

Tagesablauf heute:	**Tagesablauf vor der Erkrankung:**
7.00 aufstehen, waschen, anziehen *08.00 Frühstück* *hält sich im eigenen Zimmer auf* *12.00 Mittagessen* *13.00–14.30 Mittagsruhe* *14.30 Kaffeetrinken* *Hält sich im Zimmer auf* *17.30 Abendbrot* *19.00 umziehen; Zeit zur freien Verfügung* *22.00 Nachtruhe*	*08.00 Frühstück* *09.00 waschen, anziehen* *bis 13.00 die Wohnung aufgeräumt und gereinigt; Einkaufen gegangen* *13.00 Mittagessen, abwaschen* *14.00–15.00 Mittagsruhe* *15.00 Kaffeetrinken* *Verabredungen, Handarbeiten, Lesen,* *Musik hören, Gartenarbeit* *19.00 Abendbrot* *Fernsehen, lesen* *22.00 Nachtruhe*

Lieblinge:

Blume: Dahlien, Rosen

Musik: Mozart

Tiere: Elefanten, Eichhörnchen

Autorin: Rosamunde Pilcher

Duft: Chanel Nr. 5

Creme: Mandelcreme

Selbstversorgung:

Morgens hat sich Frau N. das Brot in der Küche zubereitet und im Esszimmer zu sich genommen. Die Butter hat sie bewusst dünn aufgetragen und sie hat jeden Tag Marmelade gegessen. Frau N. hat morgens „einen Pott Kaffee" getrunken.

In der Regel hat Frau N. jeden Mittag für sich gekocht. Wenn sie unterwegs war, hat sie in einem Restaurant zu Mittag gegessen.

Zum Abendbrot aß Frau N. zwei Scheiben Schwarzbrot. Diese hat sie sich am eingedeckten Tisch zubereitet. Gemüse gab es als Beilage. Abends trank Frau N. immer eine Kanne Tee.

Frau N. duschte jeden Morgen und hat sich die Haare gewaschen. Sie hat sich immer mit ihrer Lieblingscreme eingecremt. Frau N. hat nicht gerne gebadet, sie hat Angst vor Wasser.

Frau N. ist täglich einkaufen gegangen. Auf Vorrat hat sie alle 14 Tage eingekauft, dann ist eine der Töchter mit ihr gefahren.

Frau N. hat kleine Aufgaben im Garten selber erledigt. Für schwere anfallende Arbeiten und den Winterdienst wurde eine Gartenfirma beauftragt.

Ihr Haus hat Frau N. selbständig sauber gehalten.

Soziobiografie:

Frau N. beschreibt ihre Kindheit als glücklich bis zu dem Tod ihrer Mutter. Daraufhin hat sich ihr ganzes Leben verändert.

Zu ihrer Schwester hat sie ihr ganzes Leben eine sehr enge Beziehung.

Frau N. ist ein ausgeprägter Familienmensch. Sie hat diese gerne um sich. Auch Freunde und Bekannte hat Frau N. gerne getroffen.

Die Geburt der Kinder erlebte Frau N. als einschneidendes Erlebnis. Ab diesem Zeitpunkt ist sie keiner beruflichen Tätigkeit mehr nachgegangen.

Frau N. hatte eine sehr gute Freundin, diese ist vor zwei Jahren verstorben und fehlt Frau N. sehr.

Auch der Tod ihres Mannes vor drei Jahren hat Frau N. sehr getroffen. Sie waren seit über 40 Jahren verheiratet und „jeder wusste was der andere denkt".

Frau N. hat ihr Abonnement von Theaterkarten sehr genossen. Dieses hat sie mit drei Freundinnen regelmäßig erneuert. Der Austausch mit den Damen hat ihr sehr gut getan.

Schul- und Berufsbiografie:

Frau N. hat die Schule bis zur 9. Klasse besucht und hat diese ohne Abschluss verlassen.

Aufgrund der Erkrankung der Mutter musste Frau N. sich um die kleine Schwester kümmern und konnte die Schule nicht beenden.

Frau N. ist sehr gerne in die Schule gegangen.

Einen Beruf hat Frau N. nicht erlernt. Mit ihren Erfahrungen hat sie bei anderen Familien die Haushaltsführung übernommen.

Hobbys/Interessen:

Frau N. liest gerne.

Sie hat häufig das Theater besucht.

Frau N. mag gerne klassische Musik.

Sie hat mit viel Freude ihren Garten gestaltet und gepflegt.

Mit ihrem Ehemann hat sie viele Reisen nach Spanien und Dänemark unternommen.

Vorlieben/Abneigungen:

Frau N. mag keine Schokolade.

Sie mag auch überhaupt nicht gerne Schwimmen.

Frau N. trägt nicht gerne Strumpfhosen und Röcke.

Rituale/Gewohnheiten:

Frau N. hat immer erst nach dem Frühstück geduscht. Sie liebte es im Bademantel zu frühstücken.

Am Vormittag hat Frau N. während der Hausarbeit immer eine kurze Kaffeepause eingelegt.

Sie hat gerne mit den Nachbarn einen kurzen „Klönschnack“ abgehalten.

Zum Kaffee am Nachmittag hat Frau N. oftmals zwei Kekse gegessen, „nie mehr!“

Frau N. hat jeden Abend um 20.00 Uhr die Nachrichten geschaut.

Krankheitsbiografie:

Frau N. litt bisher nur unter üblichen Erkältungskrankheiten.

Im Jahr 1970 wurde ihr der Blinddarm entfernt.

Frau N. bekommt häuft Magenschmerzen, wenn sie sich aufregt.

Beginn 2010 fiel der Familie auf, dass Frau N. anfing Dinge zu verlegen. Sie konnte ihr bekannte Orte nicht mehr sicher selbständig aufsuchen.

Termine konnte sie sich nicht mehr merken.

Frau N. wurde in Alltagshandlungen unselbständiger. Sie hat dann von sich aus beschlossen in ein Altenheim zu ziehen, das in der Nähe der Wohnorte ihrer Töchter liegt.

Sie merkt auch, dass sie Dinge vergisst und fühlt sich zunehmend unsicher.

Im September 2010 stürzte sie in ihrem Haus. Seitdem ist sie unsicher beim Gehen und hat eine Gehhilfe.

Zukunftsbiografie:

Frau N. möchte, dass sich ihr momentaner Zustand nur langsam verschlechtert.

Sie möchte gerne noch einmal an den Urlaubsort in Spanien fliegen, den sie oft mit ihrem Mann aufgesucht hat.

Frau N. ist über den Krankheitsverlauf der Demenz sehr gut informiert; sie wünscht sich, dass „der Abbauprozess möglichst schnell geht und sie nicht so leiden muss".

Stärken/Fähigkeiten:

Frau N. bezeichnet sich als kontaktfreudig.

Sie hat immer ihre Probleme eigenständig gelöst.

Frau N. konnte gut organisieren.

Rollen:

Mutter: Diese Rolle füllt Frau N. aktiv aus. Mit der Ausübung ist sie sehr zufrieden.

Oma: Im Rahmen ihrer Möglichkeiten übt sie diese aus. Sie telefoniert viel mit ihren Enkelkindern. Sie sieht diese leider nur selten.

Schwester: Diese Rolle möchte Frau N. gerne anders gestalten. Aufgrund der Entfernung ist eine Veränderung nicht absehbar. Frau N. fällt es nicht leicht, dass ihre Schwester in München geblieben ist.

Freundin: Diese Rolle kann Frau N. aufgrund der Distanz nicht mehr aktiv ausüben. Sie denkt oft an ihre Freunde, vermisst diese sehr.

Witwe: Frau N. vermisst auch ihren Ehemann sehr. Sie war gerne verheiratet und „hatte einen guten Mann". Sie hätte diese Rolle gerne noch weiter erfüllt.

Heimbewohnerin: Nach eigener Aussage hat Frau N. auf diese Rolle „eigentlich keine Lust". Sie hat im Moment gar keine Idee, wie sie diese Rolle gestalten möchte.

Wünsche/Ziele:

Ihr Gedächtnis soll nicht so schnell abbauen.

Frau N. möchte ihr Abendbrot eigenständig zubereiten.

Sie möchte gerne wieder sicher gehen.

Frau N. möchte Sicherheit bei Tätigkeiten im Stand.

Informationsauswertung:

Frau N. ist eine freundliche und zugewandte Person. Sie ist sehr motiviert, um die von ihr angegebenen Ziele zu erreichen. Sie möchte „alles tun, um dem körperlichen Verfall entgegenzuwirken".

Ihre Rollen kann sie zum Teil nicht ihren Erwartungen entsprechend erfüllen. Hier sind Maßnahmen zu überlegen, die Veränderungen bewirken könnten. Dies ist aber zur Zeit kein Ziel von Frau N. → nochmals mit ihr besprechen.

Frau N. zu Gruppenangeboten auffordern, die Alltagshandlungen beinhalten, gerade bei Gartenangeboten.

Frau N. auf das Kleingruppenangebot der Gedächtnisgruppe hinweisen. Die Teilnahme könnte das Fortschreiten der Erkrankung hinauszögern.

Die Kontaktfreudigkeit von Frau N. kann gut genutzt werden, um sie mit anderen Damen und Herren der Einrichtung in Kontakt zu bringen. Hier kann sie neue Beziehungen aufbauen.

Es ist mit der Tochter zu klären, ob ein Urlaub in Spanien zeitnah umgesetzt werden kann.

Mit den Kollegen der Pflege müssen Absprachen getroffen werden, dass Alltagshandlungen immer nach gleicher Weise durchgeführt werden. Das gibt ihr Sicherheit und kommt ihrer Demenzerkrankung entgegen.

Frau N. hat bei der Zubereitung der Mahlzeiten und bei der morgendlichen Hygiene eine andere Vorgehensweise, als dies durch den Heimalltag gegeben ist. → Rücksprache mit den Kollegen der Pflege, inwiefern die Umsetzung im Alltag berücksichtigt werden kann.

Zu gegebener Zeit sollte die Umwelt von Frau N. dahingehend gestaltet werden, dass sie sich im Rahmen der fortschreitenden Erkrankung möglichst lange selbständig in ihrem Umfeld zurechtfindet.

Ergotherapeutische Zielsetzung:

Handlungsziel:
Frau N. bereitet ihr Abendbrot eigenständig zu.

Basisziele:
Entfallen hier, da Frau N. keine Schwierigkeiten bei der Umsetzung hat, sondern es handelt sich um eine organisatorische Veränderung.

Daraus folgt: Gespräch mit den Mitarbeitern der Pflege und der Küche führen.

Handlungsziel:
Frau N. bewegt sich in 15 Wochen sicher in den Räumlichkeiten der Einrichtung und außerhalb der Einrichtung fort.

Basisziele:

Handlungsziel:
Frau N. führt in 12 Wochen stehende Alltagshandlungen sicher aus.

Basisziele:

6.1.1 *Auswertung der Biografieerhebung*

Die im Biografiebogen festgehaltenen Informationen wurden aus einem Gespräch mit Frau Niebel und aus einem Gespräch mit der Tochter gewonnen.
Frau Niebel fiel es schwer, sich zu ihren Zielen zu äußern und ihre Stärken und Fähigkeiten zu benennen.

Die fehlenden Basisziele verdeutlichen, dass in einem Folgetermin für die genannten Handlungsziele eine entsprechende motorisch-funktionelle und sensorische Befunderhebung folgen muss. Aufgrund der vorliegenden Diagnose ist auf jeden Fall eine kognitive Befunderhebung unabdingbar, um bestehende Defizite und Fähigkeiten einschätzen zu können. Nur dann können die Schwierigkeiten genau benannt werden und eine personzentrierte Behandlung ist möglich.
Auch muss in einem weiteren Gespräch erörtert werden, wie sich die Gedächtnisprobleme im Alltag zeigen.
Nach der Durchführung der entsprechenden Befunderhebungen sind Maßnahmen zu überlegen, die für die Umsetzung der Ziele sinnvoll sind.

Aufgrund der Diagnose Demenz ist ein Abbau der kognitiven Funktionen gegeben. Daher sollten mit Frau Niebel weitere Gespräche geführt werden, um möglichst viele persönliche Gegebenheiten über sie zu erfahren. Nur so ist eine personzentrierte Pflege und Therapie auch dann noch gegeben, wenn es ihr nicht mehr möglich ist, sich zu äußern. Außerdem können Frau Niebel praktische Instrumente zur Datenerhebung angeboten werden. Hier ist z. B. an das Arbeiten mit den Themenkisten, das Einsetzen von Landkarten/Stadtplänen oder dem Nutzen von Musik/Düften zu denken. Diese Angebote können sowohl in Einzeltherapie, als auch in Form einer Gruppentherapie stattfinden.

Unter Betrachtung der Theorien, ist bei alten Menschen, die in einem Altenheim leben, die Aktivitätstheorie zu berücksichtigen. Diese Theorie sieht den Zusammenhang zwischen Aktivität und Zufriedenheit. Frau Niebel muss bei der Ausübung ihrer Rolle als „Bewohnerin“ unterstützt werden, damit ihr der Übergang in den neuen Lebensabschnitt gut gelingt und sie sich in ihrem neuen Zuhause wohlfühlt.
Frau Niebel war bis zu ihrem Einzug eine selbständige und aktive Person. Es sollte geschaut werden, inwieweit es möglich ist, ihr einfache Alltagsaufgaben zu übertragen. Diese Übertragung trägt zum einen zum Wohlgefühl bei, zum anderen kann es helfen, den Abbauprozess der Gehirnleistung zu verzögern.
Zu berücksichtigen ist bei Frau Niebel auch das Wissen um die Kompetenztheorie. Gerade aufgrund ihrer Diagnose Demenz ist das Berücksichtigen ihrer Fähigkeiten, Fertigkeiten und Kenntnisse ein wesentlicher Aspekt, um die Verschlechterung der Symptomatik hinauszuzögern.

Das Modell der Altersschichtung sollte ebenfalls berücksichtigt werden. Wichtig ist es, die geschichtlichen Ereignisse, die Frau Niebel erlebt hat, auch in Bezug zu ihrem damaligen Alter zu sehen und dies bei der Darstellung des Lebenslaufs zu bedenken. So kann betrachtet werden, in welchen Jahren und mit welchen Ereignissen verbunden, sich das Leben von Frau Niebel hätte anders entwickeln können. Die sogenannten Brüche in der Biografie sind auszumachen.

6.2 Frau Friesenberg – lebt in ihrem eigenen Haus

Biografiebogen

Name (Geburtsname), Vorname: *Friesenberg (Brockner), Verena*	**Geburtsdatum:** *02.03.1942*
Geburtsort: *Hamburg*	**Familienstand:** *Verheiratet*
Diagnose(n): *Schlaganfälle rechte Hirnregion* *Diabetes*	**Datum der Erkrankung:** *Schlaganfälle: Juni 2010* *Diabetes: 2006*
Kinder/Familienangehörige: *Ein Sohn (lebt ca. 1,5 Stunden Autofahrt entfernt)* *Ein Bruder mit Frau (lebt in unmittelbarer Nähe)*	
Freunde/Kontaktpersonen: *Kartenspielgruppe (vor der Erkrankung), zwei Freundinnen (seit dem Schlaganfall besteht nur noch Telefonkontakt); Vermieterin und Sohn (leben im Nebenhaus).*	
Erhebungsdatum: *17. Mai 2011*	**Befragte Person(en):** *Frau Friesenberg*
Wohnort(e): *Seit fünf Jahren kleine Stadt bei Hamburg; davor hat Frau F. immer in kleinen Orten in der Nähe von Hamburg gelebt.*	
Beruf: *Gelernte Einzelhandelskauffrau im Lebensmittelbereich.*	**Berufliche Tätigkeit(en):** *Mit kurzen Unterbrechungen ist Frau F. immer in dem gelernten Beruf tätig gewesen.*
Spitzname: *entfällt*	**Fremdsprachenkenntnisse:** *Englisch*

Tagesablauf heute:	Tagesablauf vor der Erkrankung:
07.00 Ehemann bringt das Frühstück ans Bett *07.30 „Katzenwäsche im Bad“* *Rätseln, lesen im Bett* *11.00 Zwischenmahlzeit* *Rätseln, lesen im Bett* *13.00 Mittagessen im Bett* *Bis zum Abendessen Fernsehen vom Bett aus* *18.00 Abendessen im Bett* *Fernsehen vom Bett aus; gemeinsam mit dem Ehemann* *22.00 Nachtruhe*	*08.00 gemeinsames Frühstück mit dem Ehemann* *09.00 duschen, ankleiden* *Ausführen anfallender Arbeiten im Haushalt;* *Einkaufen fahren mit dem Auto* *11.00 Zwischenmahlzeit* *Ausführen anfallender Arbeiten im Haushalt oder Garten* *13.00 gemeinsames Mittagessen mit dem Ehemann* *Bis zum Abendessen rätseln, lesen, Termine wahrnehmen; Treffen mit Freundinnen ...* *18.00 gemeinsames Abendessen mit dem Ehemann* *Unternehmungen, Fernsehen etc. je nach Tagesablauf zu Bett gehen*

Lieblinge:

Musik: Deutsche Schlager

Bücher: Krimis, Liebesromane

Tiere: Katzen

Selbstversorgung:

Frau F. bekommt zur Zeit die Mahlzeiten vom Ehemann gebracht. Vor der Erkrankung hat Frau F. die Mahlzeiten zubereitet.

Frau F. übernimmt keine anfallenden Arbeiten im Haushalt ⇢ 1x wöchentlich kommt eine Haushaltshilfe. Frau F. war es vor der Erkrankung sehr wichtig, dass der Haushalt „in Schuss war“.

Zur Unterstützung in der Grundpflege von Frau F. erscheint 2x wöchentlich der Pflegedienst.

Tägliche Hygiene führt Frau F. eigenständig aus, aber laut ihrer Aussage nicht nach ihren Ansprüchen. Sie hat Probleme mit dem Gleichgewicht beim Stehen; sie kann sich nicht bis zu den Füßen beugen.

Frau F. lässt sich alle Dinge, die sie benötigt vom Ehemann ans Bett bringen.

Toilettengänge führt Frau F. selbständig aus.

Das Einkaufen übernimmt jetzt der Ehemann. Vor der Erkrankung ist Frau F. mit dem Auto täglich zum Einkaufen gefahren.

Soziobiografie:

Frau F. war schon immer ein geselliger Mensch.

Sie hat sich viel mit Freundinnen getroffen. Sie hat hierbei immer die Initiative ergriffen.

Ihre Freundinnen wohnen weit weg und können sie seit ihrer Erkrankung nicht besuchen kommen.

Frau F. war immer für ihre Freundinnen da und hat ihnen geholfen. Freundschaften sind ihr sehr wichtig, auch schon in der Jugendzeit.

Zum Sohn und zu der Schwiegertochter besteht hauptsächlich Telefonkontakt. Nur selten erhalten sie von dem Sohn Besuch. Frau F. hätte gerne mehr Kontakt.

Zu anderen Familienmitgliedern hat sie keinen Kontakt.

Gemeinsam mit ihrem Ehemann ist Frau F. vor der Erkrankung gerne irgendwohin zum Kaffeetrinken gefahren.

Frau F. hat immer gerne Haustiere gehabt. Dies ist ihr sehr wichtig. Jetzt besitzt sie zwei alte Katzen.

Zur ihrer Nachbarin und deren Sohn besteht ein guter Kontakt. Gemeinsam sitzen sie im Sommer im Garten und grillen. Der Sohn unterstützt Frau F. und ihren Mann wo er kann, fährt Frau F. zu Ärzten oder zum Einkaufen.

Frau F. war immer sehr selbständig und versuchte unabhängig von anderen Menschen zu sein.

Schul- und Berufsbiografie:

Frau F. hat die Grund- und Hauptschule besucht. Sie ist sehr gerne zur Schule gegangen.

Frau F. hat in der Schulzeit viele Ämter übernommen. Frau F. hat viel gelernt.

Frau F. hat sich gerne mit Sprachen auseinandergesetzt. Ihre Tante lebte in England und beide hatten regen Schriftverkehr. Darauf ist sie heute noch sehr stolz.

Frau F. hat eine Ausbildung zur Verkäuferin gemacht und anschließend 30 Jahre im gleichen Betrieb tätig gewesen. Aus betrieblichen Gründen wurde sie entlassen.

Frau F. hat dann ihren Ehemann in seiner beruflichen Tätigkeit unterstützt ⇢ handwerkliche Zulieferarbeiten.

Frau F. ist nicht gerne in den Ruhestand gegangen; vermisst den Kontakt zu anderen Menschen.

Sie blickt positiv auf die Arbeitszeit zurück.

Hobbys/Interessen:

Frau F. hat vor der Erkrankung viel und gerne gebastelt: Brennpeterarbeiten, gestickt, und Malen nach Zahlen ausgeführt.

Heute löst sie gerne Kreuzworträtsel.

Manchmal liest sie ein Buch.

Frau F. hat ihre festen Sendungen, die sie sich im Fernsehen anschaut.

Vorlieben/Abneigungen:

Hierzu konnte Frau F. keine Angaben machen.

Rituale/Gewohnheiten:

Als Ritual gibt Frau F. an, dass sie jeden Vormittag die Zeitung liest.

Täglich zur gleichen Zeit stellt sie sich an das Wohnzimmerfenster, dann kommt eine Frau mit ihrem Hund vorbei. Beide unterhalten sich dann einige Zeit.

Gemeinsam mit ihrem Mann trinkt Frau F. täglich um 15.30 Uhr Kaffee. Dies ist ihnen beiden sehr wichtig. Danach raucht ihr Mann eine Zigarette bei ihr im Zimmer, bevor er sich wieder seinen Aufgaben widmet.

Das Einhalten der Rituale ist Frau F. sehr wichtig, diese geben ihr viel Halt.

Krankheitsbiografie:

Frau F. war nach eigener Aussage selten krank.

Mit Mitte Zwanzig litt sie unter Angstattacken und mochte die Wohnung nicht verlassen.

Diese hat sie selber „in den Griff bekommen".

Im Jahr 2010 erlitt sie kurz nacheinander zwei Schlaganfälle. Nach dem Krankenhausaufenthalt hat sich eine Rehabilitationsmaßnahme angeschlossen. Auf den ersten Blick sind von den Schlaganfällen kaum Symptome zurückgeblieben. Die Sprache von Frau F. ist ganz leicht verwaschen. Beim Gehen zeigt sich eine leichte Gangunsicherheit.

Seit fünf Jahren leidet Frau F. an Diabetes.

Zukunftsbiografie:

Frau F. möchte selbständig den Haushalt führen.

Ihr größter Wunsch ist es, wieder selbständig Auto zu fahren. Dann kann sie Freunde besuchen und ist wieder unabhängig.

Frau F. möchte noch viele Jahre mit ihrem Mann zusammenleben.

Ihr Wunsch ist es, weiter an Gewicht zu verlieren.

Frau F. möchte gerne ihren Freundeskreis erweitern. Ihr fehlen soziale Kontakte.

Stärken/Fähigkeiten:

Frau F. kann gut zuhören und ist gerne für anderen Menschen da.

Sie hat ein Händchen für Handarbeiten.

Laut ihrer Aussage kann sie sich gut selber motivieren.

Frau F. kann gut mit Tieren umgehen.

Rollen:

Ehefrau: Diese übt Frau F. aktiv aus. Sie möchte ihren Mann aber gerne wieder mehr umsorgen können.

Freundin: Mit dieser Rollenausführung ist Frau F. zur Zeit sehr unzufrieden. Diese übt sie nicht nach ihren Vorstellungen aus. Die Telefonate findet Frau F. sehr unzureichend.

Nachbarin: In dieser Rolle fühlt Frau F. sich sehr wohl. Die Beziehung zu der Vermieterin und dem Sohn gefällt ihr.

Mutter: Frau F. hätte gerne mehr Kontakt zu dem Sohn und würde die Rolle gerne mehr ausfüllen. Von ihrer Seite nimmt sie aber nur selten Kontakt zu dem Sohn auf. Sie wartet auf seine Anrufe.

Wünsche/Ziele:

Frau F. fällt es anfangs schwer, Aussagen zu machen.

Sie möchte wieder selbst Autofahren.

Sie möchte sich wieder selbständig waschen können.

Frau F. möchte Aufgabenstellungen/Übungen bekommen, die sie an therapiefreien Tagen ausführen kann.

Frau F. möchte abnehmen.

Informationsauswertung:

In dem Gespräch zeigt sich Frau F. mit ihrer derzeitigen Lebenssituation sehr unzufrieden.

Sie verspricht sich von der Ergotherapie große Unterstützung, um die von ihr definierten Ziele zu erreichen.

Zur Zeit hat sie sich aus dem Alltag zurückgezogen. Sie hält sich viel im Bett auf und füllt ihre Rollen nicht wie vor der Erkrankung aus.

Frau F. braucht wieder Aufgaben, damit sie in ihrem Leben einen Sinn sieht. Sie muss in der Strukturierung ihres Alltags Unterstützung erhalten, dies scheint sie momentan nicht ohne Hilfe umsetzen zu können.

Zusammen mit Frau F. sollte erarbeitet werden, welche Aufgaben sie im Haushalt wieder übernehmen möchte. Unter Einbindung des Ehemanns sollte ein Wochenplan erstellt werden. Wichtig ist es, den Ehemann einzubinden, damit eine gleiche Vorgehensweise bei der Unterstützung von Frau F. umgesetzt wird.

Auch mit den Pflegekräften und der Haushaltshilfe sollte ein Austausch bezüglich der Unterstützung von Frau F. bei der Umsetzung ihrer Ziele stattfinden.

Frau F. kann eine Kontaktadresse vermittelt werden, unter der sie sich um soziale Kontakte kümmern kann. Für die Umsetzung sollte sie dahingehend begleitet werden, dass von Seiten des Ergotherapeuten immer wieder nach dem Stand der Umsetzung gefragt wird.

In dem Gespräch mit Frau F. wurde der Wunsch nach dem selbständigen Autofahren sehr deutlich. Dies sollte in der Therapie in den Fokus rücken. Es ist eine weitere Befunderhebung und eine diagnostische Abklärung nötig, ob sich dieses Handlungsziel umsetzen lässt.

Ergotherapeutische Zielsetzung:

Handlungsziel:
Frau F. verrichtet in 8 Wochen das morgendliche Waschen eigenständig.

Basisziele:

Handlungsziel:
Frau F. fährt mit dem Auto selbständig zu einem gewählten Ziel.

Basisziele:

Handlungsziel:
Frau F. reduziert ihr Gewicht in 12 Wochen

Basisziele:

Handlungsziel:
Frau F. übernimmt in 12 Wochen das Zubereiten der Mahlzeiten.

Basisziele:

6.2.1 Auswertung der Biografieerhebung

Mit Frau Friesenberg wurde in zwei Therapieeinheiten das Biografiegespräch geführt.
Aufgrund der benannten Ziele ist eine motorisch-funktionelle beziehungsweise sensorische Befunderhebung im Anschluss durchzuführen. Erst dann ist es möglich, die Basisziele gemeinsam mit Frau Friesenberg zu erarbeiten.

Um das Gesamtbild zu komplettieren, ist es sinnvoll mit Frau Friesenberg den Rollenerhebungsbogen und den Interessenerhebungsbogen beziehungsweise die Rollen- und Interessencheckliste des MOHO durchzuführen. Diese Assessments ergänzen dann die im Biografiegespräch gewonnenen Informationen. Die bereits gemachten Aussagen von Frau Friesenberg können so verifiziert, beziehungsweise falsifiziert werden. Ebenfalls ergänzend könnte der hier entwickelte Erhebungsbogen zur Betätigungsperformanz, beziehungsweise das Assessment COPM zur Anwendung kommen, damit eine Bewertung und Hierarchisierung der gewünschten Ziele vorgenommen werden kann.

Es ist sinnvoll, in einem erneuten Gespräch den Ehemann einzubinden. In dem Gespräch kann dann gemeinsam besprochen werden, wie die weitere ergotherapeutische Vorgehensweise aussieht und welchen Beitrag der Ehemann zum Behandlungsprozess leisten kann, damit seine Frau die angestrebten Ziele schnellstmöglich erreicht.
Außerdem ist es sinnvoll, das direkte Umfeld in den Behandlungsprozess einzubinden. Wie oben im Biografiebogen bereits aufgeführt, sollten Gespräche mit dem Pflegedienst und der Reinigungshilfe stattfinden.
Bei der Therapieplanung und -umsetzung sollte bedacht werden, dass Frau Friesenberg in früheren Jahren unter psycho-emotionalen Beeinträchtigungen litt. Inwiefern es heute wieder zu diesen oder ähnlichen Symptomen kommen kann, ist zum derzeitigen Zeitpunkt noch nicht zu beurteilen, sollte aber nicht außer Acht gelassen werden.

Ein Blick auf die oben aufgeführten Alterstheorien macht das Verhalten von Frau Friesenberg verständlich.
Die Aktivitätstheorie, die besagt, dass Zufriedenheit im Alter nur durch die aktive Teilnahme alter Menschen am Umweltgeschehen erreicht werden kann, macht hier die Tragweite der momentanen Lebenssituation von Frau Friesenberg sichtbar. In dem Gespräch wurde sehr deutlich, dass Frau Friesenbergs eingeschränkte Lebensgestaltung und ihre Abhängigkeit sie sehr unglücklich machen. Bei der derzeitigen Lebenssituation von Frau Friesenberg ist auch die Kompetenztheorie aus dem Kreis der pädagogischen Alterstheorien von Bedeutung. Frau Friesenberg ist zur Zeit nicht in der Lage, ihre Fertigkeiten wie gewünscht auszuführen. Dies führt zu Unmut und wie die ersten Treffen mit ihr gezeigt haben, auch zu Antriebsschwäche.

Auf jeden Fall ist auch hier das Modell der Altersschichtung zu berücksichtigen. Sich als Ergotherapeut Gedanken zu machen, wie die Situation von Frau Friesenberg unter anderen sozialen Strukturen aussehen könnte, hilft dem Therapeuten, ihr Verhalten nachzuvollziehen und Verständnis für Frau Friesenberg zu entwickeln.

7. Chronik

Die folgenden Datentabellen sind dazu gedacht, einen Einblick über das historische Geschehen zu geben. Dabei wurde aufgrund der Vielzahl der Daten eine subjektive Auswahl getroffen. Sie können auch zur Unterstützung bei der Fragestellung im Rahmen der Datenerhebung dienen. Durch das Wissen um historische Ereignisse ist der Ergotherapeut gezielter in der Lage, sich mit dem alten Menschen über Ereignisse zu unterhalten und kann die Erzählungen der Person besser nachvollziehen (vgl. auch Schweitzer und Bruce a.a. O., S. 87 f.).

Außerdem wird anhand dieser Aufstellung deutlich, welche Ereignisse den alten Menschen geprägt haben können. Es können Verhaltensweisen des alten Menschen in einem geschichtlichen Kontext gesehen werden und Verhaltensweisen, Vorgehensweisen oder Meinungen lassen sich darüber auch erklären und werden nachvollziehbar.
Die Aufführung der Chronik sollte nicht die eigene Auseinandersetzung mit den Daten ersetzen. Nur dadurch ist eine gute Vorbereitung gegeben.
Die Datenauswahl wurde der jeweiligen „Chronik“ des Jahres entnommen und stammt aus dem Buch „Unser Jahrhundert in Schlagzeilen“. Einige Angaben sind zum Beispiel auf der Internetseite www.wissen.de zu finden.

7.1 Von 1915 bis 1934

Gesellschaftliche Ereignisse

- Hungerblockade der Alliierten schädigt die Volksgesundheit (1919)
- Käthe Kollwitz zur Berliner Akademie berufen (1919)
- Lichtspieltheater in Berlin Zoo mit „Madame Dubarry" eröffnet (1919)
- Das Kino zieht als Landkino über die Dörfer (1919)
- Tod des Schriftstellers Richard Dehmel (1920)
- Chaplin Film „The Kid" wird in den Vereinigten Staaten uraufgeführt (1921)
- Frauen veranstalten aus Protest eine eigene Olympiade (1921)
- Tod von Papst Benedikt XV in Rom (1922)
- Neues Oberhaupt der katholischen Kirche wird Papst Pius XI (1922)
- Entstehung des Deutschen Evangelischen Kirchenbundes (1922)
- Erste Ausstrahlung einer Werbesendung über den Rundfunk in New York (1922)
- Erste Olympische Winterspiele in Chamonix (1924)
- Erste Werbesendung im deutschen Rundfunk (1924)
- Veröffentlichung des Romans „Der Zauberberg" von Thomas Mann (1924)
- Charleston ist der Tanz des Jahres (1925)
- Der Maler Claude Monet stirbt (1926)
- Schlager des Jahres: „Trink, trink, Brüderlein trink" von W. Lindemann (1927)
- Tod von Sir Arthur Conan Doyle. Der Mann, der Sherlock Holmes erfand (1929)
- Film des Jahres: „Der Blaue Engel" mit Marlene Dietrich (1930)
- Schlager des Jahres: „Ein Freund, ein guter Freund" von W. Fritsch und H. Rühmann (1930)
- Schlager des Jahres: „Gitarren spielt auf" von den Comedian Harmonists (1934)
- Buch des Jahres: „3 Männer im Schnee" (1934)
- Fernsehen wird an drei Abenden in der Woche ausgestrahlt (1934)

Wirtschaft

- Verfall der deutschen Währung, Schwarzmarkt blüht (1919)
- Pauschale Telefongebühren werden abgeschafft. Nur tatsächlich geführte Telefonate müssen gezahlt werden (1927)

Arbeit und Soziales

- Zwölf Millionen Arbeiter beteiligen sich reichsweit am Generalstreik der Gewerkschaften (1920)
- Erste deutsche Reichsschulkonferenz in Berlin. Reformpädagogen fordern die Einführung der Einheits- und der Arbeitsschule, die alle Potentiale des Kindes fördern soll (1920)
- Niedriger Lebensstandard trotz geringer Arbeitslosigkeit (1921)
- Nahrung noch immer knapp und teuer (1921)
- Streik von Arbeitern der Gas-, Wasser- und Elektrizitätswerke in Berlin; Streik der Reichsbahner; Metallarbeiterstreik (1922)
- Das Haushaltsjahr nach der Schule wird für Mädchen eingeführt (1933)

Wissenschaft und Technik

- Testerfolg für die drahtlose Telephonie (1919)
- Luftschiff überfliegt erstmals Atlantik (1919)
- Hans Bredow baut Fernkabelnetz weiter aus (1921)
- Erstes Autorennen in Rüsselsheim (1921)
- Albert Einstein beginnt eine Vorlesungsreihe über die Relativitätstheorie in Paris (1922)
- Tod des Erfinders Alexander Graham Bell (1922)
- Tod des Physikers Wilhelm Conrad Röntgen (1923)

Politische Ereignisse

- Einführung des Wahlrechts für Frauen (1918)
- Frauen erstmals zur Wahl (1919)
- Erster deutscher Reichspräsident Friedrich Ebert wird gewählt (1919)
- Erste Rede einer Frau vor dem Parlament (1919)
- Frauen kämpfen für Gleichberechtigung (1919)
- Versailler Friedensvertrag beendet Ersten Weltkrieg (1919)
- Hitler wird zum Vorsitzenden der NSDAP gewählt (1921)
- Französische und belgische Truppen marschieren in das Ruhrgebiet ein (1923)
- Erster Parteitag der NSDAP in München (1923)
- Die NSDAP wird verboten (1923)
- Bei den Wahlen sind die Sozialdemokraten und die Sozialisten die deutlichen Sieger (1927)
- Nationalsozialisten ergreifen die Macht (1932)
- Einführung der Wehrpflicht (1934)

7.2 Von 1935 bis 1954

Gesellschaftliche Ereignisse

- 125 Jahre Oktoberfest (1935)
- Durchbruch des Farbfilms (1935)
- Reisen/Urlaube werden wichtig (1935)
- Gottfried von Cramm als erster Deutscher im Wimbledon Finale (1935)
- Radioempfänger gewinnt an gesellschaftlicher Bedeutung (1935)
- Schlager des Jahres: „Ob blond, ob braun" von J. Kiepura (1935)
- Das Luftschiff „Hindenburg" auf dem Weg nach Südamerika (1936)
- Curd Jürgens erhält seine erste Hauptrolle „Familienparade" (1936)
- Erste Olympische Spiele in Deutschland/Berlin (1936)
- Film „Meuterei auf der Bounty" kommt in die Kinos (1936)
- Buch des Jahres: „Vom Winde verweht" (1936)
- Luftschiff „Hindenburg" explodiert (1937)
- Komponist Gershwin gestorben (1937)
- Karriere der Zarah Leander beginnt (1937)
- In der Architektur setzt sich der Stil des „Rationalismus" durch (1937)
- Deutsches Musikleben gelangt unter nationalsozialistische Zensur (1938)
- Extreme Kältewelle in Europa (1939)
- Kaum Zeit und Geld für weite Reisen (1939)
- Film des Jahres: „Vom Winde verweht" (1939)
- Schlager des Jahres: „Lili Marlen" von L. Andersen (1941)
- Film des Jahres: „Casablanca" (1942)
- Schlager des Jahres: „White Christmas" von B. Crosby (1942)
- 25-jähriges Jubiläum der Ufa (1942)
- Buch des Jahres: „Der kleine Prinz" (1943)
- Schlager des Jahres: „Einen wie dich könnt ich lieben" von Zarah Leander (1943)
- Tod des Malers Wassily Kandinsky (1943)
- Film des Jahres: „Die Feuerzangenbowle" (1944)
- Schlager des Jahres: „La Paloma" von H. Albers (1944)
- Tod der Bildhauerin Käthe Kollwitz (1944)
- Buch des Jahres: „Pippi Langstrumpf" (1945)
- Schlager des Jahres: „The Girl that I marry" von Frank Sinatra (1945)
- Der Bikini kommt auf den Markt (1946)
- Deutschland wird bei den Olympischen Spielen ausgeschlossen (1947)
- Tod des Komponisten R. Strauss (1948)
- Tod des Schriftstellers Heinrich Mann (1949)
- Schlager des Jahres: „La vie en rose" von Edith Piaf (1949)
- Buch des Jahres: „Das Tagebuch der Anne Frank" (1950)
- Film des Jahres: „Der dritte Mann" mit Orson Welles (1950)

- Das Fernsehzeitalter beginnt (1951)
- Schlager des Jahres: „Pack die Badehose ein“ von Conny Froboess (1951)
- Buch des Jahres: „Der alte Mann und das Meer“ von Ernest Hemingway (1952)
- Erstmalig erfolgt die Ausstrahlung der Schlagerparade (1952)
- Deutschland ist Fußballweltmeister (1953)
- Schlager des Jahres: „Ganz Paris träumt von der Liebe“ von Caterina Valente (1954)

Wirtschaft

- Preiswerte Limousinen zu kaufen (1936)
- Umsätze des Einzelhandels steigen an; Hochkonjunktur in Deutschland (1937)
- Maul- und Klauenseuche ausgebrochen (1937)
- Bei den Mahlzeiten: wenig Fleisch und Butter, dafür Kartoffeln und Mehlspeisen (1938)
- Deutsche Wirtschaft an der Grenze ihrer Leistungsfähigkeit (1938)
- Hafen Hamburg feiert 750-jähriges Bestehen (1939)
- Deutsche Werbung wird streng kontrolliert (1939)
- Einige Lebensmittel nur noch auf Karte (1939)
- Lebensmittelrationierung (1945)
- Einführung der Deutschen Mark (1948)
- Die Lebensmittelrationierung wird aufgehoben (1949)

Arbeit und Soziales

- Arbeitsdienst wird zur Pflicht für jeden (1935)
- Fortbildung wird Pflicht für deutsche Ärzte (1936)
- Englisch wird als erste Fremdsprache in höheren Schulen eingeführt (1936)
- Nur noch 12 Jahre Schulzeit (1936)
- Facharbeiter werden knapp (1936)
- Prämie für Ehe und viele Kinder (1937)
- Keine freie Wahl des Arbeitsplatzes mehr (1937)
- Neue Straßenverkehrsordnung tritt in Kraft (1938)
- Schüler und Lehrlinge werden als Luftwaffen- und Marinehelfer eingesetzt (1942)
- DRK richtet Vermissten-Suchdienst ein (1944)

Wissenschaft und Technik

- Das Plastikzeitalter bricht an (1935)
- Carl von Ossietzky erhält Friedensnobelpreis (1936)
- Der Kühlschrank soll mehr Haushalten zugänglich gemacht werden (1937)
- Autos für Jedermann (1938)
- Nylonstrumpf für Frauen kommt auf den Markt (1939)

Politische Ereignisse

- Deutsche Freimaurerlogen aufgelöst (1935)
- Hitler ernennt München zur „Hauptstadt der Bewegung“ (1935)
- Hitler verkündet die Wiedereinführung der Wehrpflicht (1935)
- KZ Buchenwald wird errichtet (1937)
- Deutsche Wehrmacht marschiert in Österreich ein (1938)
- KZ in Neuengamme errichtet (1938)
- Die Mitgliedschaft in der Hitlerjugend wird Pflicht (1939)
- Polizeiverordnung zum Tragen des Judensterns tritt in Kraft (1940)
- Die Stadt Lübeck wird von Bomben zerstört (1941)
- Die Stadt Dresden wir vom Bomben zerstört (1944)
- Die Teilung Deutschlands wird besiegelt (1948)
- Ankündigung der allgemeinen Wehrpflicht (1951)
- Der SPD Vorsitzende Kurt Schumacher stirbt (1951)
- CDU erhält mit K. Adenauer die absolute Mehrheit (1952)
- Einführung der Wehrpflicht (1953)
- Letzte Kriegsgefangene kehren heim (1954)

7.3 Von 1955 bis 1974

Gesellschaftliche Ereignisse

- Film des Jahres: „Jenseits von Eden“ mit James Dean (1955)
- Schlager des Jahres: „Rock around the clock“ von Bill Haley (1955)
- Der Maler Emil Nolde stirbt (1955)
- Neuer Film: „Sissi“ Teil I (1955)
- Elvis Presley erreicht den ersten Platz in der US-Hitparade (1955)
- Uraufführung des Films „Drei Männer im Schnee“ von E. Kästner (1955)
- Abschaffung der 3. Klasse bei der Bahn (1955)
- Film des Jahres: „Moby Dick“ (1956)
- Neuer Film: „Sissi“ Teil II (1956)
- Schlager des Jahres: „Heimweh“ von Freddy Quinn (1956)
- Petticoats und Twinsets setzen sich durch (1956)
- Reiselust der Deutschen steigt (1956)
- Neuer Film: „Sissi“ Teil III (1957)
- Ausstrahlung der ersten Folge der Krimiserie „Stahlnetz“ (1958)
- Der Film „Mit den Waffen einer Frau“ kommt in die Kinos (1959)
- Der Film „Vertigo. Aus dem Reich der Toten“ von A. Hitchcock wird in Deutschland erstaufgeführt (1959)
- Schlager des Jahres: „Marina“ von Rocco Granata (1960)
- Uwe Seeler wird Fußballer des Jahres (1960)
- Schlager des Jahres: „Weiße Rosen aus Athen“ von Nana Mouskouri (1961)
- Tod des Schauspielers Gary Cooper (1961)
- Verbrauch von Tiefkühlkost in der Ernährung nimmt merklich zu (1961)
- Schwerste Sturmflut des Jahrhunderts an der Nordseeküste (1962)
- Marilyn Monroe begeht Selbstmord (1962)
- Modetanz „Twist“ kommt nach Deutschland (1962)
- Die erste „Antibabypille“ kommt auf den Markt (1962)
- Der Volksschauspieler Hans Moser verstirbt im Alter von 83 Jahren (1963)
- Schlager des Jahres: „Liebeskummer lohnt sich nicht, my darling“ von Siw Malmkvist (1964)
- Das Thema „Sexuelle Aufklärung“ steht stark im Mittelpunkt öffentlicher Diskussionen (1964)
- Erste Ziehung der Lottozahlen im Fernsehen (1965)
- Untersuchungen haben ergeben: Beim Tanz beginnen die meisten Ehen (1965)
- Schlager des Jahres: „Strangers in the Night“ von Frank Sinatra (1966)
- Walt Disney stirbt im Alter von 65 Jahren (1966)
- Der Film „Doktor Schiwago“ bekommt 5 Oscars (1966)
- Schlager des Jahres: „Penny Lane“ von den Beatles (1967)
- Die Schauspielerin Vivien Leigh verstirbt (1967)

- Farbfernsehen wird freigeschaltet (1967)
- Erste Folge der Serie „Aktenzeichen XY ungelöst“ (1967)
- Buch des Jahres: „Deutschstunde“ von Siegfried Lenz (1968)
- Schlager des Jahres: „Mama“ von Heintje (1968)
- Die überaus erfolgreiche Serie „Mit Schirm, Charme und Melone“ wird eingestellt (1968)
- Schlager des Jahres: „In the Ghetto“ von Elvis Presley (1969)
- Neue Luxusliner: „Hamburg“ und „Queen Elizabeth II“ (1969)
- Start der „Hitparade“ mit Dieter Thomas Heck (1969)
- Homosexualität wird straffrei (1969)
- Die Musikgruppe „Beatles“ trennt sich (1970)
- Buch des Jahres: „Die Antwort kennt nur der Wind“ von Johannes Mario Simmel (1972)
- Olympische Sommerspiele finden in München statt (1972)
- Tod des Künstlers Pablo Picasso (1973)

Wirtschaft

- Aufgrund zu hoher Fleischpreise boykottieren Berliner Hausfrauen für drei Tage die Fleischereien (1955)
- Wissenschaftler äußern, dass sich das Wirtschaftswachstum in Deutschland unvermindert fortsetzen wird (1955)
- Einstieg in die dynamische Rente (1957)
- Schneefälle behindern den Eisenbahn- und Straßenverkehr in Norddeutschland, viele Orte in Schleswig-Holstein sind von der Außenwelt abgeschnitten (1959)
- In Hamburg werden zum Winterschlussverkauf Kleider für 10 Pfennig angeboten (1959)
- Nonstop-Flugverkehr über den Atlantik wird eröffnet (1960)
- Kartoffelpreise steigen im Vergleich zum Vorjahr um 100 % an (1960)
- DM-Scheine werden neu gestaltet (1960)
- Neue DM-Scheine werden ausgegeben (1961)
- Werbung im Fernsehen nimmt zu (1961)
- Einführung des 312-Mark-Gesetzes (1961)
- Jahrhundertwinter in Europa (1963)
- Neuer Fernsehsender geht auf Sendung; das zweite deutsche Fernsehprogramm (1963)
- Immer mehr Kaufhäuser und Supermärkte (1964)
- Kreditkarten werden vermehrt genutzt (1967)
- Einführung der Mehrwertsteuer (1967)
- Jahrhundertsommer führt zum Versiegen des Rheins und anderer Flüsse (1972)
- Preisbindung aufgehoben → Einführung der unverbindlichen Preisempfehlung (1974)

Arbeit und Soziales

- Pro und Contra Diskussion über die Automatisierung von Arbeitsprozessen (1957)
- Arbeiter erlangen Gleichstellung zu Angestellten im Krankheitsfall (1957)
- Die 45-Stunden-Woche setzt sich durch (1956)
- Erste Impfungen gegen Polio (1957)
- Verabschiedung des Jugendschutzgesetzes (1957)
- Ferienluftbrücke für Kinder aus Berlin West (1957)
- Tiefste Arbeitslosenzahl in Deutschland seit Kriegsende (1957)
- Nach neun Jahren wird der BAT (Bundesangestellten Tarifvertrag) verabschiedet (1961)
- Pflegekräftemangel (1961)
- Arbeitslosenrate unter 1% (1964)
- Zunahme von Gastarbeitern in Deutschland (1964)
- Vollbeschäftigung (1965)
- Zechensterben im Ruhrgebiet (1967)
- Erste Frauen bei der Kriminalpolizei (1969)
- Erstmals werden Löhne bei Krankheit fortgezahlt (1969)
- Rentenreform führt die flexible Altersgrenze ein (1972)

Wissenschaft und Technik

- Das deutsche Abitur berechtigt zukünftig, in mehreren europäischen Staaten zu studieren (1955)
- In Hannover und in Magdeburg messen Meteorologen eine Temperatur von minus 30 Grad Celsius; zuletzt 1867 gemessen (1957)
- Stetiger Zuwachs der Telefonanschlüsse, hier: 344.000 (1957)
- Die Aktienkurse an den deutschen Börsen erreichen den höchsten Stand seit Kriegsende (1959)
- Erstes Atomkraftwerk in Deutschland (1961)
- Versuche, das Fernsehen in Farbe auszustrahlen werden durchgeführt (1962)
- Der erste Mensch – Neil Armstrong – betritt den Mond (1969)
- Bau der U-Bahn (in den 60er Jahren in den Großstädten des Bundesgebiets)
- Baubeginn des zweiten Elbtunnels in Hamburg (1968)

____

____

____

____

____

Politische Ereignisse

- Verabschiedung eines Entwurfs für das Gleichberechtigungsgesetz zwischen Männern und Frauen (1957)
- Die Verordnung tritt in Kraft, die die Geschwindigkeit in geschlossenen Ortschaften regelt (1957)
- Familienzusammenführung von Deutschen aus osteuropäischen Ländern (1957)
- Adenauer zum dritten Mal zum Bundeskanzler gewählt (1957)
- Verband der Heimkehrer ruft die Bundesbürger auf, am Heiligabend um 19.00 Uhr Kerzen ins Fenster zu stellen, zum Zeichen der unverbrüchlichen Treue zu Berlin (22.12.58)
- Der Bundestag beschließt die Erhöhung des Kindergeldes von 30 DM auf 40 DM (1959)
- Mauerbau in Berlin (1961)
- Wehrdienst wird von 12 Monaten auf 18 Monate verlängert (1961)

- Franz Josef Strauß tritt als Verteidigungsminister zurück (1962)
- Ludwig Erhard wird Bundeskanzler (1963)
- John F. Kennedy besucht Berlin (1963)
- John F. Kennedy wird ermordet (1963)
- Konrad Adenauer stirbt (1967)
- Mordanschlag auf Martin Luther King (1968)
- Frauen kämpfen für die Streichung des Paragraphen 218 StGB (Abtreibungsverbot) (1971)
- Das sogenannte BAföG (Bundesausbildungsförderungsgesetz) tritt in Kraft (1971)
- Erstes deutsch-deutsches Abkommen regelt Transit zwischen der Bundesrepublik und Berlin West für den zivilen Personen- und Güterverkehr (1971)
- Terrorüberfall auf Olympiadorf (1972)
- Volljährigkeitsalter wird von 21 Jahre auf 18 Jahre gesenkt (1974)
- Gesetz zur Einführung des Weiterbildungsurlaubs tritt in Hamburg in Kraft (1974)
- Der Bundeskanzler Willy Brandt tritt zurück (1974)
- Neuer Bundeskanzler wird Helmut Schmidt (1974)
- Reformgesetz zum Paragraphen 218 StGB tritt in Kraft (1974)

7.4 Von 1975 bis 1994

Gesellschaftliche Ereignisse

- Schlager des Jahres: „Griechischer Wein“ von Udo Jürgens (1975)
- Fernsehen: „Das Haus am Eaton Place“, „Die Waltons“, „Kojak“, „Dalli-Dalli“ und „Am laufenden Band“ (1975)
- In der Mode zieht der Folklore-Look ein (1976)
- 200. Geburtstag der USA (1976)
- Das erste Frauenhaus wird in Berlin West eröffnet (1976)
- Eröffnung der ersten Peep Show in München (1976)
- Charlie Chaplin stirbt im Alter von 88 Jahren (1977)
- Elvis Presley stirbt im Alter von 42 Jahren (1977)
- In der Mode ziehen die Neo-Romantik und Punk ein (1977)
- Film des Jahres: „Die Blechtrommel“ von Volker Schlöndorff (1979)
- Der Fußballtorwart Sepp Maier beendet seine Karriere (1979)
- Zahl der Kinobesucher nimmt in den letzten Jahren deutlich zu (1979)
- Der ehemalige Studentenführer Rudi Dutschke stirbt (1979)
- Friedensnobelpreis für Mutter Theresa (1979)
- John Lennon von den Beatles wird ermordet (1980)
- Alfred Hitchcock stirbt im Alter von 80 Jahren (1980)
- Schlager des Jahres: „Super Trouper“ von Abba (1981)
- Erste Ausstrahlung des Frühstückfernsehens (1981)
- Musikbewegung „Neue Deutsche Welle“ (1981)
- Die Erkrankung „AIDS“ wird weltweit bekannt (1981)
- Film des Jahres: „E.T.“ von Steven Spielberg (1982)
- Boom der Tanzgymnastik kommt nach Deutschland (1983)
- Tod des spanischen Malers und Bildhauer Joan Miró(1983)
- Buch des Jahres: „Das Geisterhaus“ von Isabelle Allende (1985)
- Rock Hudson stirbt an Aids (1985)
- Tod des russisch-jüdischen Maler und Graphiker Marc Chagall (1985)
- Tod des Schriftstellers und Literaturnobelpreisträgers Heinrich Böll (1985)
- Buch des Jahres: „Das Parfüm” von Patrick Süskind (1986)
- Tod des Künstlers Joseph Beuys (1986)
- Hans Rosenthal stirbt im Alter von 61 Jahren (1987)
- Urlaub: Fernreisen werden immer beliebter (1988)
- Herbert von Karajan stirbt im Alter von 81 Jahren (1989)
- Tod der Schauspielerin Greta Garbo (1990)
- Deutschland wird Fußballweltmeister (1990)
- Die Außenalster in Hamburg ist zugefroren und für Fußgänger freigegeben (1991)
- Im Alter von 90 Jahren stirbt Marlene Dietrich (1992)
- Vereinsgründung zur Rettung der Paternoster (1993)

- Tod des Filmregisseurs Federico Fellini (1993)
- Ernährungsverhalten: gesund und günstig (1994)
- Film des Jahres: „Schindlers Liste“ von Steven Spielberg (1994)

Wirtschaft

- Hoher Ölpreis hemmt das Wirtschaftswachstum (1976)
- Nachfrage nach Automobilen steigt nach dreijähriger Krise wieder (1976)
- Schneechaos im Norden Deutschlands (1978)
- In Großstädten ist ein Mangel an günstigem Wohnraum zu verzeichnen (1979)
- Deutsche Wirtschaft im 4. Jahr im Aufschwung (1986)
- Schwerste Überflutungen an Rhein und Donau seit 50 Jahren (1988)
- Einführung des „langen Donnerstag“ bis 20.30 Uhr (1989)
- Schweinepest (1993)

Arbeit und Soziales

- Arbeitslosenzahlen steigen (1976)
- Wirtschaftliche Erholung (1978)
- Die Ernährung ändert sich, immer mehr Fertiggerichte werden genutzt (1977)
- Die Beschäftigungszahlen verschlechtern sich (1981)
- Ein Mangel an Lehrstellen ist erstmals zu verzeichnen (1982)
- Arbeitslosenzahlen steigen (1984)

Wissenschaft und Technik

- Erstes Flugzeug mit doppelter Schallgeschwindigkeit nimmt den Flugdienst auf (1976)
- Videofilme kommen auf den deutschen Markt (1977)
- Der längste Straßentunnel der Welt, der Sankt-Gotthard-Tunnel, wird eröffnet (1980)
- Erste CD Player kommen auf den Markt (1981)
- Erste Kabelprogramme werden ausgestrahlt (1984)
- Die Raumfähre Challenger explodiert (1986)
- Unfall im Kernkraftwerk Tschernobyl (1986)

Politische Ereignisse

- Das Jahr der Frau wird von den Vereinten Nationen festgelegt (1975)
- Gurtpflicht im Auto (1976)
- Bildungswesen in der Krise (1976)
- Eherechtsreform (1976)
- Ludwig Erhard, der bei der Durchsetzung des Konzepts der sozialen Marktwirtschaft eine tragende Rolle hatte, verstirbt (1977)
- Bessere Verkehrswege zwischen dem Bundesgebiet und Berlin West (1978)
- Neuer Bundespräsident wird Karl Carstens, CDU Mitglied (1979)
- Reform bezüglich familienpolitischer Gesetze (1979)
- Beginn des ersten Golfkriegs (1980)
- Helmut Schmidt wird als Bundeskanzler wiedergewählt (1980)
- Helmut Kohl wird Bundeskanzler (1982)
- Politik diskutiert erneut den § 218 StGB (1983)
- Richard von Weizsäcker wird Bundespräsident (1984)
- Honecker lehnt Wiedervereinigung ab (1986)
- Die Einführung des maschinenlesbaren Personalausweises wird beschlossen (1986)
- Durchführung einer Volkszählung (1987)
- DDR verschärft die Repressionen gegen Regimekritiker (1988)
- Fall der Mauer (1989)
- Neue Vorruhestandsregelung (1989)
- Ungarn öffnet die Grenzen zum Westen (1989)
- Erster Tag für die Visumfreiheit im deutsch-polnischen Reiseverkehr (1991)
- Das Stasi-Unterlagen Gesetz tritt in Kraft (1992)
- Tod des Politikers Willy Brandt (1992)
- Das Asylrecht in Deutschland wird stark eingeschränkt (1993)
- Der Eurotunnel zwischen England und Frankreich wird eröffnet (1994)
- Helmut Kohl wird zum fünften Mal zum Bundeskanzler gewählt (1994)

7.5 Von 1995 bis 2010

Gesellschaftliche Ereignisse

- Die Außenalster in Hamburg ist zugefroren und für Fußgänger freigegeben (1996)
- Der Bikini wird 50 Jahre alt (1996)
- Die Außenalster in Hamburg ist zugefroren und für Fußgänger freigegeben (1997)
- Prinzessin Diana stirbt in Paris nach einem Autounfall (1997)
- Im Alter von 87 Jahren stirbt Mutter Teresa (1997)
- Ernährungsverhalten: schnell und preiswert, Essen außer Haus (1998)
- Die schwedische Schriftstellerin Astrid Lindgren stirbt im Alter von 94 Jahren (2002)
- Die englische Königsmutter von Queen Elisabeth II stirbt im Alter von 101 Jahren (2002)
- Die Dresdner Frauenkirche erhält neue Glocken (2003)
- Das Boxidol Max Schmeling stirbt im Alter von 99 Jahren (2005)
- Kardinal Joseph Ratzinger wird neuer Papst (2005)
- Die Fußball WM findet nach 1974 zum zweiten Mal in Deutschland statt (2006)
- Eisbärbaby Knut wird der Presse vorgestellt (2007)
- Der österreichische Autor Johannes Mario Simmel stirbt im Alter von 84 Jahren (2009)
- Die Schauspielerin Heidi Kabel stirbt im Alter von 95 Jahren (2010)
- Die Hamburger Ehrenbürgerin und Ehefrau von Altbundeskanzler Helmut Schmidt – Loki Schmidt – stirbt im Alter von 91 Jahren (2011)

Wirtschaft

- Hochwasserkatastrophe an der Oder (1997)
- Erhöhung der Mehrwertsteuer von 15 % auf 16 % (1998)
- Erste Kuh in Deutschland mit BSE diagnostiziert (2000)
- Der EURO wird als Zahlungsmittel eingeführt (2002)
- Das Hochwasser an der Elbe wird als Jahrhundertkatastrophe bezeichnet (2002)
- Jahrhundertkatastrophe in Asien; Tsunami (2004)
- Die Mehrwertsteuer steigt von 16 % auf 19 % an (2007)
- Rauchverbot in Deutschland in Gaststätten und öffentlichen Gebäuden (2007)
- Bankenkrise (2008)
- Tief „Daisy“ bringt sibirische Kälte in den Nordwesten Deutschlands (2010)

Arbeit und Soziales

- Weiterhin hohe Arbeitslosigkeit; im Durchschnitt sind 3,97 Millionen Menschen in Deutschland arbeitslos (1996)
- Weiterhin hohe Arbeitslosigkeit; im Durchschnitt sind 4,38 Millionen Männer und Frauen arbeitslos (1997)
- Die Arbeitslosenzahlen steigen auf über 4,7 Millionen Menschen in Deutschland an (2003)

Wissenschaft und Technik

- Die Öresund-Querung (Landverbindung zwischen Dänemark und Schweden) wird eröffnet (2000)
- Die Expo findet in Hannover statt (2000)

Politische Ereignisse

- Deutschland unterschreibt die „Wiener Erklärung" zur Reform der deutschen Rechtschreibung (1996)
- Niedersachsen führt Wahlrecht mit 16 Jahren ein (1996)
- Bosnische Flüchtlinge werden in die Heimat abgeschoben (1997)
- Gesetzesverabschiedung: Vergewaltigung in der Ehe ist strafbar (1997)
- Übergabe der britischen Kolonie Hongkong an die Volksrepublik China (1997)
- Die dritte Stufe der Gesundheitsreform tritt in Kraft (1997)
- Gerhard Schröder, Mitglied der SPD, wird Bundeskanzler (1998)
- Die Abgeordneten ziehen nach 66 Jahren zurück in den umgebauten Berliner Reichstag (1999)
- Neuer EU-Führerschein in dem Format einer Scheckkarte (1999)
- Anschlag auf das World Trade Center (2001)
- Die Amerikaner beginnen mit dem Krieg gegen den Irak (2003)
- Angela Merkel wird Bundeskanzlerin (2005)
- Der 44. Präsident der USA – Barack Obama – ist der erste schwarze Politiker im Weißen Haus (2008)

Anhang

Die im Anhang befindlichen Kopiervorlagen können als Arbeitsblätter auf DIN A4 kopiert werden.

- Zeitstrahl
- Lebenslinie
- Satzergänzungsbogen

Datendarstellung: Zeitstrahl

Datendarstellung: Lebenslinie

Satzergänzungsbogen

Name: ______________________ Datum: __________

Am liebsten mag ich ______________________

Gerne möchte ich ______________________

Ich mag gar nicht ______________________

Ich wollte schon immer ______________________

Mir gefällt überhaupt nicht ______________________

Am liebsten möchte ich jetzt ______________________

Es fällt mir schwer ______________________

In Zukunft würde ich gerne ______________________

Am meisten fehlt mir ______________________

Ich würde gerne ______________________

Ich mochte noch nie ______________________

Ich würde gerne noch ______________________

Zum Glücklichsein brauche ich ______________________

Ich vermisse ______________________

Ich kann nicht ______________________

Es geht mir gut, wenn ______________________

____

Literatur

Altmann, S. (2006) Die Übersiedlung alter, pflegebedürftiger Menschen in das Pflegeheim unter besonderer Berücksichtigung der Angehörigen. GRIN Verlag

Bengel, J., Strittmatter, R., Willmann, H. (2001) Was erhält Menschen gesund? Forschung und Praxis der Gesundheitsförderung. Band 6., 2. erweiterte Auflage. Bundeszentrale für gesundheitliche Aufklärung (BZgA)

Bischoff, G., (1999) Ergotherapeutische Arbeitsbereiche in der Geriatrie. 4. unveränderte Auflage. Schulz-Kirchner-Verlag GmbH

Brockhaus Enzyklopädie Band (2006) 21. , völlig neu bearbeitete Auflage. F. A. Brockhaus GmbH

Bundesverband Gedächtnistraining e.V. (Hrsg.) Ausbildungsmappe Aufbaukurs 1

Chronik 1915 bis 2007. Tag für Tag in Wort und Bild. Chronik Verlag

Chronik 2008 bis 2010. Jahresrückblick. Bertelsmann Chronik. Wissenmedia GmbH

Dalhoff, A.W., Döring, A., Hirsekorn, B., Timmer, A. (2000) Das ergotherapeutische Handlungsfeld in der Psychiatrie. 2. Auflage Schulz-Kirchner Verlag GmbH

Deutscher Verband der Ergotherapeuten e.V. (Hrsg.) (2011) Indikationskatalog Ergotherapie. Schulz-Kirchner Verlag GmbH

Deutscher Verband der Ergotherapeuten e.V. (Hrsg.) (2005) Ethik. COTEC Standards

Duden (2007) Deutsches Universalwörterbuch. 6., überarbeitete und erweiterte Auflage. Dudenverlag Mannheim, Leipzig, Wien, Zürich

Enßle, J. (2010) Demenz und Biografiearbeit. Erinnerungen unter vier Augen teilen. Diplomica Verlag GmbH. Hamburg

Faller, H., Lang, H. (2010) Medizinische Psychologie und Soziologie. 3. vollständig neu bearbeitete Auflage. Springer Verlag

Gebauer, B. (2005) in Habermann, C., Wittmershaus, C., (Hrsg.) (2005) Ergotherapie im Arbeitsfeld Geriatrie. Thieme Verlag

Gödeke, P. Dr. (1994) Unser Jahrhundert in Schlagzeilen. Jahr für Jahr in Text und Bild. Weltbild Verlag

Gührs, M., Nowak, C. (2006) Das konstruktive Gespräch. Ein Leitfaden für Beratung, Unterricht und Mitarbeiterführung mit Konzepten der Transaktionsanalyse. 6. unveränderte Auflage. Limmer Verlag

Haase, F. C. in Scheepers, C., Steding-Albrecht, U., Jehn, P. (Hrsg.) (2011) Ergotherapie vom Behandeln zum Handeln. 4. unveränderte Auflage. Thieme Verlag

Habermann, C., Kolster F., (Hrsg.) (2009) Ergotherapie im Arbeitsfeld Neurologie. 2. Auflage. Thieme Verlag

Habermann, C., Wittmershaus, C., (Hrsg.) (2005) Ergotherapie im Arbeitsfeld Geriatrie. Thieme Verlag

Hack, B. M. (2004) Ethik in der Ergotherapie. Springer Verlag

Hagedorn, R. (2000) Ergotherapie-Theorien und Modelle. Die Praxis begründen. Thieme Verlag

Hornung, Dr. A., (1996) Kreativitätstechniken. Buch und Zeitverlagsgesellschaft mbH Köln

Hölzle, Ch., Jansen, I. (Hrsg.) (2011) Ressourcenorientierte Biografiearbeit. Grundlagen – Zielgruppen – Kreative Methoden. 2. durchgesehene Auflage. VS Verlag für Sozialwissenschaften. Springer Fachmedien Wiesbaden GmbH

Jerosch-Herold, Ch., Marotzki, U., Stubner, B. M., Weber, P., (2009), Konzeptionelle Modelle für die ergotherapeutische Praxis. 3. überarbeitete Auflage. Springer Verlag

Kolster, F., (2001) Therapieziele in der Neurologie. Schulz Kirchner Verlag. Idstein

Lagemann, H., (2009) in Kubny-Lüke, B. (Hrsg.) (2009) Ergotherapie im Arbeitsfeld Psychiatrie. 2. Auflage. Thieme Verlag

Landmann, H., (2009) in Kubny-Lüke, B. (Hrsg.) (2009) Ergotherapie im Arbeitsfeld Psychiatrie. 2. Auflage. Thieme Verlag

Marotzki, U., Mentrup, Ch., Weber, P. (Hrsg.) (2009) COPM Canadian Occupational Performance Measure. Schulz Kirchner Verlag

Marwedel, U., (2004) Gerontologie und Gerontopsychiatrie. Verlag Europa-Lehrmittel

Mötzing, G., (2009) Beschäftigung und Aktivitäten mit alten Menschen. 2. Auflage. Urban & Fischer Verlag

Powell, J. (2002) Hilfen zur Kommunikation bei Demenz. 3. unveränderte Auflage. Kuratorium Deutsche Altershilfe Köln

Preiser, S. (1979) in Martin, E., Wawrinoski, U. (2006) Beobachtungslehre. Theorie und Praxis reflektierter Beobachtung und Beurteilung. 5. Auflage. Juventa Verlag

Rogers, C. R. (1987) Therapeut und Klient. Grundlagen der Gesprächspsychotherapie. Fischer Taschenbuch Verlag GmbH Frankfurt am Main

Ruhe, H.-G. (2009) Methoden der Biografiearbeit. 4. aktualisierte Auflage. Juventa Verlag Weinheim und München

Scheiber, I. (1995) Ergotherapie in der Psychiatrie. 2. Auflage. Stam Verlag Köln

Schneider-Schelte, H. (2011) Demenz und Alzheimer Krankheit. Deutsche Alzheimer Gesellschaft e.V. Selbsthilfe Demenz Berlin

Scholl, A. (2009) Die Befragung. 2. Auflage. UVK Verlagsgesellschaft mbH

Schweizer, P., Bruce, E. (2010) Das Reminiszenz-Buch. Verlag Hans Huber

Specht-Tomann, M. (2009) Biografiearbeit in der Gesundheits-, Kranken- und Altenpflege. Springer Medizin Verlag Heidelberg

Stanjek, K. (Hrsg.) (2009) Altenpflege Konkret Sozialwissenschaften. 4. Auflage. Urban und Fischer

Statistisches Bundesamt (Hrsg.) (2009) Bevölkerung Deutschlands bis 2060. 12. koordinierte Bevölkerungsvorausberechnung. Statistisches Bundesamt

Sumsion, Th. (2002) Klientenzentrierte Ergotherapie. Umsetzung in die Praxis. Thieme Verlag

Weinberger, S. (2011) Klientenzentrierte Gesprächsführung. Lern- und Praxisanleitung für psychosoziale Berufe. 13. Auflage. Juventa Verlag Weinheim und München

Artikel:

Arndt, J. (2008) Gelebtes Leben. In Gerontopsychiatrie 6/2008

Internet:

AlzheimerForum: http://www.alzheimerforum.de/3/1/6/4/biograph.html. 2005

Wulv.uni-greifswald.de/2006_mw...ewi.../praesi_interview.pdf

Chronik:

www.wissen.de

Stichwortverzeichnis